# Teste de Reabilitação das Afasias – Rio de Janeiro

Volume 1 – Livro-Texto

# Teste de Reabilitação das Afasias – Rio de Janeiro
## Terceira Edição

### REGINA JAKUBOVICZ
**Fonoaudióloga**
**Doutora em Fonoaudiologia pela**
*Universidad del Museo Social Argentino* – Buenos Aires
Professora Titular da Universidade Estácio de Sá – Rio de Janeiro

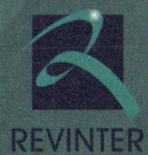
REVINTER

*Teste de Reabilitação das Afasias – Rio de Janeiro, Terceira Edição*
Copyright © 2014 by Livraria e Editora Revinter Ltda.

ISBN 978-85-372-0534-1

Todos os direitos reservados.
É expressamente proibida a reprodução deste livro, no seu todo ou em parte, por quaisquer meios, sem o consentimento, por escrito, da Editora.

**Contato com a autora:**
regina.jakubovicz@infolink.com.br

Esta obra é composta por dois volumes e um CD:

- Livro-Texto
- Ilustrações
- CD para Anotações dos Resultados.

---

CIP-BRASIL. CATALOGAÇÃO-NA-PUBLICAÇÃO
SINDICATO NACIONAL DOS EDITORES DE LIVROS, RJ
J19t
v. 1

Jakubovicz, Regina
   Teste de reabilitação das afasias, v. 1 / Regina Jakubovicz. - [3. ed.] - Rio de Janeiro : Revinter, 2014.
      il.

Inclui índice
Acompanhado de CD
ISBN 978-85-372-0534-1

1. Cérebro - Doenças - Pacientes - Cuidados e tratamento. 2. Afásicos - Cuidado e tratamento. I. Título.

| | |
|---|---|
| 13-07875 | CDD: 616.8552 |
| | CDU: 616.8 |

---

A responsabilidade civil e criminal, perante terceiros e perante a Editora Revinter, sobre o conteúdo total desta obra, incluindo as ilustrações e autorizações/créditos correspondentes, é do(s) autor(es) da mesma.

Livraria e Editora REVINTER Ltda.
Rua do Matoso, 170 – Tijuca
20270-131 – Rio de Janeiro – RJ
Tel.: (21) 2563-9700 – Fax: (21) 2563-9701
livraria@revinter.com.br – www.revinter.com.br

# PREFÁCIO

Elaborar um teste de afasia sempre foi um desejo muito antigo. Quando voltei ao Brasil em 1978, depois de terminar meus estudos de graduação na Universidade de Montreal, no Canadá, já vinha apaixonada pela afasia e cheia de desejos de dedicar-me, sobretudo, à reabilitação. Esbarrei na primeira dificuldade: a testagem. Trazia, no entanto, na bagagem, o Protocolo de Avaliação de Afasia da Universidade de Montreal *(Centre de Rééducation du Langage et de Recherche Neuropsychologique de L'Hôtel-Dieu, Librairie des Presses de L'Université de Montréal)*. Traduzi este teste apenas para utilizá-lo com meus pacientes e assim ele acabou sendo empregado por muitos e muitos anos. Mas, ao longo de todo este tempo, minha tradução foi sofrendo modificações e adaptações, sempre de acordo com as observações feitas a partir das necessidades de recolher mais dados para a reabilitação. Foram tantas as modificações que em 1989 já tinha outro teste e não mais o Protocolo de Montreal.

Seguiu-se, no meu histórico de vida, a amizade com uma colega fonoaudióloga de percepção rápida e de uma excelente elaboração linguística, mas sem nenhuma prática com afasia. Nesta época, ambas passávamos por transformações internas e foi daí que nasceu o período de trabalho intenso em cima dos itens do teste, com a intenção de publicá-lo. Mas nossas trajetórias modificaram-se, Maria Lucia Moura seguiu outros caminhos e eu continuei a pesquisar, já nesta época contando com a colaboração de algumas alunas no esboço do teste interrompido.

A Universidade Estácio de Sá, onde sou professora, buscando aprimorar a qualidade dos seus docentes, fez convênio com a *Universidad del Museo Social Argentino*, em Buenos Aires, para realizar o curso de Doutorado no Brasil. Foi um tempo gostoso de "volta às aulas" e de estudos teóricos intensivos, com os excelentes professores da Argentina. Foi quando estudei a matéria "Metodologia da Pesquisa" que nasceu a ideia de dar confiabilidade ao teste de afasia, até então denominado por mim de "teste caseiro". Quando terminei meus estudos teóricos do curso de Doutorado, já tinha uma hipótese em mente para realizar a tese: é possível usar a reabilitação como único objetivo e ignorar outros parâmetros da patologia como o tipo de afasia, a etiologia, o grau de severidade e o tempo decorrido depois da lesão?

Esta pergunta pareceu-me fundamental, mas logo surgiu outra que vinha de encontro à primeira: é possível pontuar-se um teste de afasia usando como critério as características específicas da patologia sendo avaliada?

Para responder a estas perguntas eu teria um longo caminho a percorrer. Sabia que seria uma estrada tortuosa, cheia de atalhos e obstáculos. Mas, como já disse anteriormente, sou uma apaixonada pela afasia e sua reabilitação; além do mais, gosto dos desafios, aprecio tudo aquilo que ultrapassa o estabelecido. Fazer um teste de afasia voltado unicamente para a reabilitação seria dar um salto no desconhecido, ultrapassar o convencional. Nenhum autor ainda tinha tido tal objetivo. Pensei nos meus pacientes afásicos e em suas necessidades. Pensei, também, nas minhas alunas, quase sempre desorientadas, sem saber exatamente por onde começar o trabalho de reestruturar a linguagem. Estes dois pensamentos foram suficientes para que eu desse o "passo inicial". Comecei a fazer a pesquisa da tese denominada: Teste de Reabilitação das Afasias, mas que, depois de terminada a tese, tomou outro nome. Se existe o Teste de Boston, o de Minnesota, o de Barcelona, porque não, então, o do Rio de Janeiro?

Muitos agradecimentos se fazem necessários e eu os coloco aqui com o coração cheio de amor. O primeiro vai para a colega e amiga guerreira da alavanca inicial: Maria Lucia Moura. A seguir, vem a fonoaudióloga que desenhou as figuras e ajudou na testagem: Katia Santana. Seguem-se, nos agradecimentos, os fonoaudiólogos que colaboraram testando os pacientes afásicos: Erica Brandão Couto, professora do Instituto Izabela Hendrix, em Belo Horizonte; Vania Regina Lima Vieira em Vitória; Cristiane Assis Castro Alves, Béria, Andréia e Luiz no Rio de Janeiro. Enormes agradecimentos às Instituições que me abriram as portas e colocaram seus pacientes à minha disposição para a testagem: Instituto Oscar Clark, na pessoa admirável da Fonoaudióloga Sheila Cruz; e o Hospital São Francisco, por intermédio da incansável fonoaudióloga Edil Mazzuco.

# PREFÁCIO

À Universidade Estácio de Sá, os meus agradecimentos pelo apoio financeiro recebido, sem o qual seria impossível fazer a pesquisa e realizar a tese. Ao meu querido filho André Luis Jakubovicz fica o agradecimento das milhares de folhas em xerox.

Quero agradecer, também, ao pessoal que me deu orientação em várias áreas: Dr. Enrique E. Tormach, meu orientador de tese de quem recebi magistrais orientações científicas; Dr. Jakobo Feldmam, pela inspiração e modelo de trabalho; Dra. Vanda Aragão, da Universidade Estácio de Sá, pelas orientações técnicas; Dr. Fernando Viana, pelas excelentes orientações estatísticas elogiadas pela banca examinadora; ao meu sobrinho Paulo Floriano Issler e a Sonia Alencastro Guimarães, pelas infindáveis, mas tão úteis, aulas de informática.

Por fim, mas não com menos importância, vão meus agradecimentos ao amado companheiro Paulo Alencastro Guimarães, que deu o incentivo na hora do desânimo e que teve a sabedoria da paciência durante a redação da tese. Aos meus pacientes e a todas as pessoas que colaboraram, o meu muito obrigada.

Nesta Terceira Edição, houve a necessidade de uma atualização de alguns itens do teste.

Algumas figuras foram modernizadas, o que foi possível com recursos da evolução da informática.

O bloco de anotações dos resultados foi simplificado, para maior praticidade na sua utilização e marcação. Ele passou a ser um CD, o que tornou possível testar vários pacientes e imprimir, se for necessário.

*Regina Jakubovicz*

# SUMÁRIO

**CAPÍTULO 1** PRINCÍPIOS TEÓRICOS ............................. 1
**CAPÍTULO 2** PONTUAÇÃO DO TESTE DE REABILITAÇÃO .......... 7
**CAPÍTULO 3** PESQUISA DO TESTE DE REABILITAÇÃO ............ 13
**CAPÍTULO 4** FICHA TÉCNICA ................................... 33
                *Compreensão/Expressão da Linguagem Oral* ............... 34
                *Compreensão da Linguagem Oral* ....................... 39
                *Compreensão, Retenção e Memória* ..................... 42
                *Raciocínio e Memória* ................................. 47
                *Expressão da Linguagem Oral* .......................... 49
                *Organização da Linguagem Oral* ........................ 54
                *Transposições Linguísticas* ............................. 58
                *Automatismos da Escrita* ............................... 74
                *Linguagem Escrita Associativa* ......................... 76
                *Compreensão da Linguagem Escrita* ..................... 77
                *Compreensão e Raciocínio da Linguagem Escrita* .......... 82
                *Expressão da Linguagem Escrita* ........................ 84
                *Organização da Linguagem Escrita* ..................... 87
**CAPÍTULO 5** INSTRUÇÕES PARA APLICAR O TESTE............... 89
                *Termos Abreviados para a Análise dos Resultados na Observação* ......................................... 90
                *Síntese dos Resultados* ................................ 92
                BIBLIOGRAFIA ....................................... 93
                ÍNDICE REMISSIVO ................................... 97

# Teste de Reabilitação das Afasias – Rio de Janeiro

# Capítulo 1

# PRINCÍPIOS TEÓRICOS

O propósito de uma avaliação é, ou deveria ser, descrever as características da linguagem e determinar as maneiras mais eficientes da intervenção terapêutica. Para quem vai reeducar, é preciso que a avaliação determine as habilidades e os distúrbios presentes, mas que também verifique de que maneira se pode suprir com as habilidades preservadas os distúrbios apresentados. Avaliar é identificar os problemas, mas também determinar ao mesmo tempo o que facilita a resolução de tais problemas.

A afasia poderia ser simplesmente definida como um distúrbio da linguagem adquirida em consequência de uma lesão nas áreas cerebrais responsáveis pelo comando motor da fala ou pela compreensão das palavras faladas. Vejamos o que acontece se colocarmos a afasia num tripé com os componentes da linguagem interligados segundo o modelo de comunicação de Muma (1978). Veja Fig. 1-1.

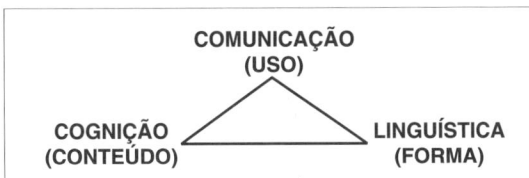

*Fig. 1-1*

**CONTEÚDO/ COGNIÇÃO** — Dificuldade em transformar, julgar, estocar, reter e decodificar as informações linguísticas. Dificuldade em compreender o símbolo das palavras. São as afasias de recepção ou de compreensão, de Wernicke, afasias sensoriais ou afasias fluentes.

**FORMA/ LINGUÍSTICA** — Dificuldade em usar as regras da língua nas bases: fonéticas, fonológicas, semânticas, sintáticas e morfológicas. Dificuldade em organizar as regras convencionais da língua. São as afasias de expressão ou motoras, de Broca ou disfluentes.

**USO/ COMUNICAÇÃO**

Dificuldade em usar as proposições e declarações. Dificuldade em elaborar a linguagem para comunicar as ideias, as necessidades, os sentimentos, os conhecimentos, as sensações, etc. Dificuldade em lidar com o assunto a ser comunicado. Reúne todos os tipos de afasia: de expressão oral e escrita e de compreensão oral e escrita.

Realmente o modelo teórico tríplice descrito por Muma e a definição das afasias encaixam-se comodamente e foi por isso que, ao elaborar o Teste de Reabilitação, houve muito cuidado em obter-se o máximo de informações da seguinte combinação: a *performance* do indivíduo afásico com a sua linguagem (o uso), a sua maneira específica de lidar com as regras da língua (a forma) e a compreensão que o indivíduo tem da linguagem (o conteúdo).

Uma pergunta é necessária então: como é a linguagem afásica? Resposta: ela é reduzida e simplificada ao máximo (estilo telegráfico), ou então ela é desviada fonêmica, semântica e morfologicamente da linguagem normal. Como é a compreensão? Ela é feita com alguma ou muita dificuldade, necessitando de pistas, repetições, apoios e ordens bem curtas e objetivas para ser melhor recebida. O uso da linguagem é feito então no sentido de comunicar o máximo com o mínimo, apelando para gestos, contextos, pistas visuais, automatismos, etc. Com essa filosofia em mente, procurou-se elaborar um teste que não fosse muito difícil, nem muito longo, nem muito complicado. Com uma linguagem reduzida e simplificada, como é a do afásico, não faz sentido elaborar-se itens complexos e longos do tipo para "derrubar" a pessoa testada. Um teste para esta população não deveria ser como uma prova escolar que mede os conhecimentos, nem como certos testes rígidos que quantificam os indivíduos em números. Não se trata de "saber ou não saber" usar a linguagem com tempo marcado... Seria melhor colocar a questão de forma diferente, ou seja, usar ou não usar a linguagem com propriedade. Foi a partir deste ponto de vista que nasceu uma questão fundamental: e se as tarefas do teste forem facilitadas? Será que, com auxílios da pessoa que testa, o afásico conseguiria responder melhor? Tudo indicava que sim, já que na prática clínica o artifício de dar facilitações é amplamente utilizado com sucesso. Foi com esse pensamento em mente que se partiu para a elaboração dos itens do Teste de Reabilitação.

# PRINCÍPIOS TEÓRICOS

De acordo com o processo linguístico, cognitivo e comunicativo envolvido, as áreas avaliadas foram divididas em subteste ou blocos:

| | |
|---|---|
| **Compreensão/ Expressão da linguagem oral** | • Linguagem coloquial, automática e associativa. |
| **Compreensão da linguagem oral** | • Designação de palavras por campos associativos.<br>• Designação de frases simples e complexas.<br>• Interpretação de conceitos sintáticos/espaciais. |
| **Compreensão/ Retenção/ Memória** | • Escolha de proposições visuais e orais.<br>• Compreensão de opções sintáticas e espaciais.<br>• Compreensão de uma história com apoio visual. |
| **Raciocínio/ Memória** | • Compreensão de história absurda.<br>• Compreensão de ordens. |
| **Expressão da linguagem oral** | • Produção de antônimos.<br>• Denominação de imagens, de ações, de partes do corpo, de números. |
| **Evocação** | • Evocação de classes e de categorias. |
| **Organização da linguagem oral** | • Definição de palavras.<br>• Organização da sintaxe.<br>• Criação de frases.<br>• Descrição de imagens. |
| **Transposições linguísticas** | • Repetição, leitura, cópia, ditado e soletração. |
| **Automatismos da escrita** | • Assinatura, numeração, alfabeto, completar frases escritas. |
| **Compreensão da linguagem escrita** | • Identificação de letras, palavras, frases, conceitos e números. |
| **Compreensão/ Raciocínio com a linguagem escrita** | • Compreensão de questionário escrito de texto lido e de ordens escritas. |

| | |
|---|---|
| **Expressão da linguagem escrita** | • Nomeação escrita.<br>• Evocação escrita. |
| **Organização da linguagem escrita** | • Organização sintática escrita.<br>• Criação de frases escritas.<br>• Síntese escrita. |

Não houve em nenhum momento a preocupação em armar um teste para classificar as afasias. Com as modernas aparelhagens hoje à disposição da medicina é possível ter-se conhecimento da área cerebral lesada com muito mais precisão que qualquer teste, por mais sofisticado que ele seja. Além do mais, sabe-se pela experiência clínica que a inconsistência das respostas afásicas, a rápida evolução dos sintomas linguísticos nos quadros de classificação das afasias e a própria recuperação espontânea dificultam em muito as tentativas de enquadrar o paciente nos inúmeros quadros classificatórios propostos.

Alguns autores ocuparam-se do assunto recuperação da afasia, mas nenhum deles chegou a conclusões definitivas. Na bibliografia as opiniões sobre a recuperação divergem bastante. Head (1926) acredita que sempre existirão pacientes com o mesmo tipo de afasia que irão melhorar antes de outros sem nenhuma explicação plausível. Eisenson (1949) e Wepman (1951) chamam a atenção do fator idade e ajustamento psicológico como variáveis importantes. Schuell (1954) prefere não falar em prognóstico até que fatores fisiológicos estejam estabilizados. Brain (1961) afirma que pelo fato de tanto os sintomas permanentes como os transitórios poderem ser severos no início da afasia a tarefa de distinguir um quadro do outro torna-se bastante difícil.

Wepman, J. (l953) acredita que três fontes estão disponíveis para determinar o conceito de recuperação na afasia. Em primeiro lugar o paciente com sua personalidade, seu potencial intelectual, comportamento em terapia e na vida. Em segundo lugar, o terapeuta, com seu treinamento e *background*. Em terceiro lugar, o processo terapêutico escolhido como modelo de trabalho. Existem pesquisas indicando que a lesão cerebral produz mudanças na personalidade do sujeito o que tornaria, no final das contas, todos os pacientes afásicos muito parecidos. Outras pesquisas, como a de French T. (1952), indicam que o que muda na afasia é o comportamento do paciente ficando a sua personalidade a mesma.

Wepman é de opinião que os pacientes afásicos tendem a estabilizar-se em um *plateau*, quando chegam próximo à resolução de seus problemas linguísticos. Ele fala em três conceitos inter-relacionados: estimulação, facilitação e motivação. A estimulação significa qualquer tipo de estímulo vindo do ambiente que faça o indivíduo reagir. A terapia será então organizada em cima das necessidades e motivações do paciente. A estimulação é fornecida no momento em que o organismo é capaz de responder o que facilitaria a integração neural. Wepman comenta: "Se a estimulação for feita no tempo devido, se ela coincidir com o estado de prontidão fisiológica do organismo, se a modalidade da linguagem usada for apropriada e se esses fatores forem de encontro com as necessidades linguísticas do paciente... '*success in therapy is more likely to follow*' (tudo indica que haverá sucesso na terapia)."

Como facilitação Wepman fala de material estimulativo que consiga atingir a área de maior necessidade do paciente naquele exato momento. O autor refere-se a "aquele exato momento" como tempo em que o sistema nervoso é capaz de utilizar o material de reeducação para facilitar a integração cortical que leve a uma melhor performance linguística. Então, quando se visa atingir as necessidades linguísticas do paciente num específico momento, isto só será conseguido se houver integração ou ligação entre a testagem inicial e os objetivos da terapia que virão a seguir, ou seja: um teste que consiga ligar a avaliação e as finalidades da reeducação no momento exato que precede a estimulação.

# Capítulo 2

# PONTUAÇÃO DO TESTE DE REABILITAÇÃO

Tudo indica não ser possível, pelo menos até o momento, saber exatamente como o cérebro lesado lida com a linguagem, mas podemos deduzir alguns fatos a partir da análise dos erros feitos por pessoas com afasia. Os desvios fonêmicos (substituição de fonemas em palavras), os desvios verbais (a substituição de palavras que se parecem no conceito ou no som), as perifrases (frases que substituam um nome) indicam que há o conhecimento da palavra a dizer ou a escrever, mas, como a área específica do cérebro que deveria fazer essa tarefa não está mais apta a isso, regiões não especializadas vêm socorrê-la. Ainda que mal comparando, é como se o pedreiro da obra fosse fazer a tarefa do engenheiro. Ele pode até ter "alguma noção de construção", mas não conseguirá fazer corretamente e nem com margem total de segurança...

Ao se testar alguns pacientes da amostragem piloto afásica, verificou-se que, sem utilizar certos métodos de facilitação para conseguir melhores respostas, muitos pacientes testados não apresentariam o seu rendimento máximo. Ficou então decidido que este artifício seria usado na pontuação. É preciso não esquecer que estamos lidando com indivíduos que usaram a linguagem durante toda a sua vida e que a perderam depois de adquirida. Para ilustrar tal fato podemos fazer a seguinte analogia: assim como as cinzas precisam ser revolvidas para entrar de novo em combustão, os resíduos linguísticos terão de ser ativados para entrar novamente em atividade. O uso da facilitação funcionaria nesse caso como um ativador da linguagem "adormecida", perdida em algum lugar do cérebro...

Certa vez, na fase experimental do teste, um paciente fez as seguintes trocas: foi ditado: — Durante as férias muita gente gosta de viajar para as montanhas.

O paciente escreveu:

"Terminada as férias muita gente gosta de variar para lontanhas."

Pode-se verificar que *durante* foi trocado por *terminada*, que a palavra *viajar* foi trocada por *variar*, que na palavra *montanha* houve uma troca de fonemas (M/L) e que o artigo /AS/ foi omitido. O que se observa é que não aconteceram erros distanciados demasiadamente da realidade linguística. Nesse caso é como se o pedreiro estivesse fazendo a tarefa do engenheiro e não um pintor, que nada entende de construção, fazendo a tarefa do engenheiro. Por que esta conclusão? Porque os erros foram oriundos de uma má seleção ou má discriminação de uma área cerebral, possivelmente, não muito distante da especialização funcional. Por que raciocinar dessa maneira? Porque assim que o paciente acabou de ler o que havia escrito, ele próprio riscou a palavra lontanha e a corrigiu para MONTANHA, perguntou-me em seguida se eu havia ditado: Terminada as férias ou durante as férias e se era uma questão de viajar ou de variar. Esse fator mudou a maneira de conduzir a pontuação da testagem. A observação de que houve uma autocorreção imediata e sem nenhuma intervenção de fora levou-me à conclusão que as correções internas fazem parte do processo da linguagem desestruturada. A autocorreção indica um nível de funcionamento cerebral ainda em fase de acomodação ou em vias de se normalizar.

Wepman (1958) chamou a atenção das autocorreções correlacionando-as com as interpretações psicológicas feitas no teste Rorschach. Baker no livro *Diagnosis of Organic Brain Damage in the Adult* (1956) falando sobre este assunto diz: "a impotência em dar uma resposta, no lugar de reconhecer que a resposta é inadequada, combinada com uma inabilidade em voltar atrás e procurar outra resposta ou ainda tentar melhorar a resposta dada, indica dano de severo a moderado, possivelmente por causa de sentimentos de inferioridade ou a presença de um déficit intelectual..." Sem querer comparar os distúrbios afásicos com as interpretações psicológicas e suas causas, o fato de existir essa "impotência", na maior parte dos pacientes com lesão cerebral, deve ser reconhecido, estudado e levado em consideração. Wepman comenta ainda: "a habilidade em reconhecer o erro e se autocorrigir é um indicador da extensão do problema de linguagem. O tempo que leva determinado paciente a mover-se de um nível a outro na habilidade de autocorrigir-se pode ser um indicador do prognóstico do caso." É preciso, no entanto, ressaltar que os distúrbios no sistema de autocorreção devem ser vistos com cautela. Em um extremo estão os pacientes que não conseguem reconhecer seus erros e não podem corrigi-los e no outro extremo estão aqueles que podem fazer isso e corrigem-se espontaneamente. A impossibilidade indica mau prognóstico, a possibilidade indica recuperação. A autocorreção, neste último caso, em essência, aproxima-se ao comportamento das pessoas normais ou sem lesão, já que elas são capazes de rejeitar seus erros na produção da linguagem e imediatamente corrigi-los. As autocorreções não foram encontradas em todos os pacientes afásicos testados, mas foram observadas em pessoas não afásicas ou sem lesão.

Se as autocorreções indicam diferenças individuais e se servem para dar ao clínico indícios de uma boa ou má recuperação dependendo da frequência com que for usada, não se pode, nem se deve, dar o mesmo tratamento nem a mesma pontuação num teste onde se visa essencialmente a reeducação. Pelas razões expostas acima, as autocorreções receberam uma ênfase especial no Teste de Reabilitação Rio de Janeiro, sendo pontuadas logo depois dos acertos.

Outro fator que nunca foi considerado na pontuação dos testes de afasia foi respeitar na correção dos resultados a finalidade principal do item testado. Por exemplo, quando se faz a prova de repetição poderá haver perturbações em 3 níveis:

1. O paciente não reconhece o som como correspondente à palavra, nesse caso ele pode captar apenas fragmentos do modelo.
2. Há fracasso do paciente a nível articulatório, apesar da habilidade em demonstrar que conhece o significado das palavras ou das frases.
3. Há uma dissociação seletiva entre o estímulo aferente e o sistema eferente da linguagem, nesse caso o paciente apresenta uma enorme dificuldade em repetir o que escutou.

Conforme o caso, na prova de repetição, é possível receber como resposta uma estereotipia, um jargão, uma parafasia, ou haver ausência de resposta. Na maioria dos testes o paciente é penalizado quando apresenta tais resultados, como se houvesse apenas um distúrbio no processo de repetir. Mas na realidade sabemos que na afasia é o estímulo que elicia uma resposta que por sua vez dá subsídios para inferirmos o estado do processo central (o que se busca na testagem). Nesse caso, quando se coloca em confronto o que está sendo pesquisado num determinado item específico e o que se está recebendo como resposta, isto é, possibilidade ou não de realizar a tarefa, por distúrbios no *input*, por dificuldades no *output* ou por uma dissociação seletiva entre o *input* e o *output*, a análise final fica diferente e a pontuação também terá de ser diferente.

O fato de ter sido levado em consideração entre a marcação certo/errado as necessidades de facilitação para conseguir a linguagem, as autocorreções e as finalidades principais de cada item do teste sugeriu que se fizesse a contagem dos pontos em cima dos acertos e não dos erros. Se durante todo o tempo do teste visa-se o indivíduo e a sua maneira de funcionar na linguagem, deve-se também ter em mente aquilo que o sujeito consegue fazer e não o que ele não faz. É um teste pois que classifica os melhores resultados em vários itens e subitens. Esta disposição trouxe algumas vantagens:

- Armar com mais eficiência as estratégias da reeducação de acordo com a melhor pontuação.
- Saber de imediato o que facilita ou não o rendimento do paciente em cada área testada.
- Saber quais os resíduos linguísticos ainda funcionais.
- Saber pela proporção a pior e a melhor área de atuação.
- Facilitar para o terapeuta a maneira de redigir um relatório sobre o caso.

A pontuação do teste obedeceu ao critério de que na afasia a ausência de resposta, ou a impossibilidade desta, pode ser considerada um caso muito mais severo do que a pessoa que dá uma resposta errada (do tipo parafasia, neologismo, jargão ou mesmo uma estereotipia). Por esse motivo foi pontuado com 0 (zero) a ausência de resposta. A resposta errada que viria logo a seguir recebeu uma pontuação de 0,5 (meio ponto). A partir daí teríamos duas possibilidades: a resposta obtida pela facilitação dada pelo examinador e a resposta errada mas em seguida corrigida sem intervenção do examinador. Chegou-se a conclusão que o caso que necessita de facilitação para dar a resposta representa numa escala de afasia mais severidade do que a pessoa que faz sua própria autocorreção. Todas essas considerações feitas resultaram na seguinte escala de pontuação, demonstrada no Quadro 2-1, que foi considerada justa:

*Quadro 2-1*

| Tipos de resposta | C | AUT | FAC | E | SR |
|---|---|---|---|---|---|
| Pontos recebidos | 3 | 2 | 1,5 | 0,5 | 0 |

C = certo;   AUT = autocorreção;   FAC = facilitação;
E = errado;  SR = sem resposta.

A marcação dos resultados em cima de proporções foi escolhida por ser rápida e fácil, dando de imediato uma visão dos rendimentos da pessoa testada naquilo que ela acabou de fazer. No final de cada item aparece uma soma que é o total das tarefas pedidas e executadas e como já foi dito antes esse total marca os acertos e não os erros. A contagem dos pontos baseada em proporções teve também a finalidade de colocar em evidência o quanto um distúrbio está desviado num ponto X por cento (%) de um determinado comportamento linguístico, que no caso é o da população normal testada, ou seja, sem lesão cerebral. Isto quer dizer que, num item de 6 tarefas valendo 3 pontos cada acerto, a pessoa avaliada ficará numa proporção que poderá variar em: 18/18% (nenhum erro), 9/18% (a metade dos erros) ou 0/18 % (erro em todos os itens).

# Capítulo 3

# PESQUISA DO TESTE DE REABILITAÇÃO

Com a finalidade de realizar a pesquisa para saber a possibilidade ou não de se testar as afasias, visando principalmente a reabilitação, seguiu-se uma determinada metodologia na ordem cronológica descrita a seguir:

1. Testagem de 10 pessoas sem lesão cerebral escolhidas de acordo com as exigências de um questionário preparado sobre os hábitos e o estado de saúde do indivíduo. A escolha foi aleatória quanto ao sexo, nível social e cultural, mas não quanto à faixa etária, que deveria se situar entre 30 e 70 anos.
2. Levantamento dos dados dessa população usando as instruções de um estatístico que preparou uma planilha para colocação dos resultados num computador (programa lotus 123). Nesta planilha, foram colocadas as fórmulas necessárias para levantar dados estatísticos sobre: a média, o desvio padrão e a variância. À medida que se ia testando, os cálculos já eram feitos e fornecidos.
3. Fazer uma análise desses resultados e de acordo com eles introduzir as modificações necessárias. Figuras, ordens, perguntas e itens considerados difíceis ou inapropriados, ou seja, todos os itens que se desviaram muito da média ou que tiveram uma variância muito grande foram eliminados ou modificados.
4. Testagem de 40 pessoas sem lesão cerebral com os mesmos critérios do item 1 e em seguida levantamento das estatísticas da mesma maneira do item 2. Não se fez mais modificações no teste a partir desta etapa.
5. Análise dos dados para saber se o teste poderia ser considerado confiável e válido para ser utilizado

com pessoas sem lesão cerebral. Se os dados indicassem que sim, e eles indicavam isso, seria dada continuidade à pesquisa em pessoas com lesão cerebral e sintomas linguísticos do tipo afásicos.

6. Em seguida, foram testados 50 indivíduos com sequelas na linguagem do tipo afasia e que tinham sido encaminhadas aos serviços de fonoaudiologia para reabilitação. Foi feita a colocação dos resultados na planilha já programada para levantar os dados. Esses 50 casos foram testados nos consultórios particulares e nos hospitais públicos em proporções aproximadas.
7. Verificação das estatísticas para saber se o Teste é válido, confiável e fiel quando se tem como principal finalidade encontrar os melhores caminhos ou vias da reabilitação.

A testagem nas pessoas sem lesão levou em média 50 a 60 minutos, com algumas exceções de pessoas mais lentas para responder ou escrever. Em resumo, a população normal ficou assim dividida quanto ao nível de escolaridade: 12 casos com nível primário, 20 casos com nível secundário, 8 casos com nível superior.

A faixa etária ficou distribuída de acordo com o quadro abaixo:

| Nº casos | Faixas etárias |
|---|---|
| 2 casos | 19 a 28 anos |
| 11 casos | 31 a 39 anos |
| 7 casos | 40 a 49 anos |
| 11 casos | 50 a 59 anos |
| 4 casos | 60 a 67 anos |
| 5 casos | 72 a 80 anos |

Como já foi dito, a população afásica foi selecionada tendo apenas como critério o encaminhamento aos serviços de fonoaudiologia por algum profissional médico para fazer reabilitação dos problemas de comunicação em distúrbios ocasionados por danos cerebrais que compreendem: acidentes vasculares cerebrais em geral (de obstrução ou ruptura), traumatismos cranianos, tumores, abscessos, etc... Os casos de processos degenerativos como as demências e os casos psíquicos como as esquizofrenias, neuroses, psicoses, etc. foram excluídos da seleção para testagem.

O teste foi aplicado de acordo com as necessidades de trabalho do local, que poderiam ser algumas das alternativas listadas a seguir, para avaliar o paciente:

- Avaliar o paciente para começar um programa de reabilitação.
- Retestar para planejar um novo programa de reabilitação.
- Avaliar para saber se já há condições de dar alta.
- Avaliar o paciente para saber dos progressos feitos ao longo do trabalho de reabilitação.
- Avaliar para saber se já há condições de receber a estimulação em alguma área linguística específica.
- Avaliar a fim de obter dados para redigir um relatório ao médico que encaminhou o paciente.
- Avaliar para informar a uma instituição de seguro ou à família ou ainda ao local de trabalho o estado atual de comunicação do paciente detalhando as áreas da linguagem perdidas e quais as preservadas.
- Avaliar para informar a outro profissional que também atua no caso (fisioterapeuta, musicoterapeuta, terapeuta ocupacional, etc.) a *performance* do paciente com a linguagem;
- Avaliar para encaminhar o paciente a outro fonoaudiólogo que irá encarregar-se do caso daí em diante.
- Avaliar para pesquisar a performance atual do paciente com alguma avaliação anterior.

Após a testagem da população piloto a equipe que aplicou o pré-teste chegou a seguinte conclusão quanto a ordem de apresentação dos itens do teste:

1. Ter de início uma visão geral da compreensão e da expressão da linguagem oral começando com a prova: linguagem coloquial.
2. Usar em seguida tarefas fáceis para conseguir a motivação do paciente utilizando para isso os itens: linguagem automática e associativa.
3. Testar logo após a compreensão da linguagem oral, respeitando sempre o princípio "do mais fácil ao mais difícil." Até este ponto da testagem o paciente pouco terá de expressar-se oralmente, o que o deixa-

rá sem saber se está havendo muitos ou poucos erros. O fato do paciente não saber com exatidão o seu desempenho no teste mantém o indivíduo em estado de motivação para continuar em vez de desistir.

4. Avaliar depois a linguagem oral, começando pelos antônimos e terminando com a organização da linguagem oral, considerada a mais difícil das provas orais.
5. Agrupar a testagem das transposições no meio do teste e começar pela repetição considerada uma prova fácil entre os itens orais. Pelas já conhecidas dificuldades com a escrita entre os afásicos resolveu-se agrupar tais provas no final dos itens de transposição.
6. Deixar para o final a avaliação da linguagem escrita, começando pelos automatismos escritos e terminando no mais difícil que é a organização da linguagem oral.

A distribuição da população afásica (incluindo a piloto) teve as características descritas no Quadro 3-1.

*Quadro 3-1*

| Característica | Quantidade | Percentagem |
|---|---|---|
| Homens | 27 | 58,7% |
| Mulheres | 19 | 41,3% |
| Nível primário | 15 | 30,4% |
| Nível secundário | 15 | 32,6% |
| Nível superior | 15 | 32,6% |
| Analfabetos | 2 | 4,3% |
| **Total** | 46 | 100% |

A validade do teste pode ser comprovada comparando-se os resultados obtidos entre a população normal e sem lesão cerebral e a população afásica ou com lesão cerebral, uma comprovadamente sem problemas de linguagem e sem necessidade de reabilitação e a outra comprovadamente com problemas na linguagem e necessitando de reeducação destes problemas.

No Quadro 3-2 faz-se uma comparação da média, o desvio padrão e o coeficiente de variância entre as duas populações: os afásicos e os normais; uma nitidamente sem desvios linguísticos e não necessitando de reabilitação e a outra com desvios linguísticos evidentes e precisando de reabilitação em áreas específicas da linguagem. Os Gráficos 3-1 a 3-14 representam esses resultados, comparando o desempenho em cada item do teste da população normal ou sem lesão e a população afásica.

*Quadro 3-2*

| Itens do teste | Total do teste | Média | | D.p. | | Variância | |
|---|---|---|---|---|---|---|---|
| | | Normais | Afásicos | Normais | Afásicos | Normais | Afásicos |
| Linguagem coloquial automática associativa | 45 | 45 | 32,2 | 0 | 11,9 | 0,0% | 36,9% |
| **Compreensão da linguagem oral** | | | | | | | |
| Compreensão da linguagem oral | 72 | 72 | 56,8 | 0 | 11,1 | 0,0% | 19,5% |
| Compreensão/ memória/ raciocício | 87 | 86,7 | 60,2 | 0,7 | 17,9 | 0,8% | 29,7% |
| **Expressão da linguagem oral** | | | | | | | |
| Expressão da linguagem oral | 105 | 105 | 67,1 | 0,2 | 29,7 | 0,2% | 44,2% |
| Organização da linguagem oral | 48 | 48 | 24,0 | 0 | 15,2 | 0,0% | 63,2% |
| **Transposições** | | | | | | | |
| Repetição | 54 | 54 | 34,2 | 0 | 15,0 | 0,0% | 43,9% |
| Leitura | 75 | 75 | 44,9 | 24,6 | 0,0% | 54,8% | |
| Cópia | 51 | 50,8 | 34,6 | 0,5 | 15,4 | 1,0% | 44,5% |
| Soletração | 21 | 21 | 7,9 | 0,2 | 6,2 | 1,1% | 78,8% |
| Ditado | 36 | 36 | 14,2 | 0 | 11,5 | 0,0% | 81,4% |
| **Linguagem escrita** | | | | | | | |
| Automatismo escrito | 21 | 21 | 8,8 | 0 | 7,1 | 0,0% | 84,5% |
| Compreensão da escrita | 105 | 104,6 | 67,2 | 0,7 | 32,0 | 0,7% | 47,6% |
| **Expressão da linguagem escrita** | | | | | | | |
| Expressão da escrita | 42 | 42 | 10,6 | 0,0 | 14,9 | 0,0% | 140,8% |
| Organização da linguagem escrita | 24 | 24 | 4,4 | 0 | 7,9 | 0,0% | 180,7% |

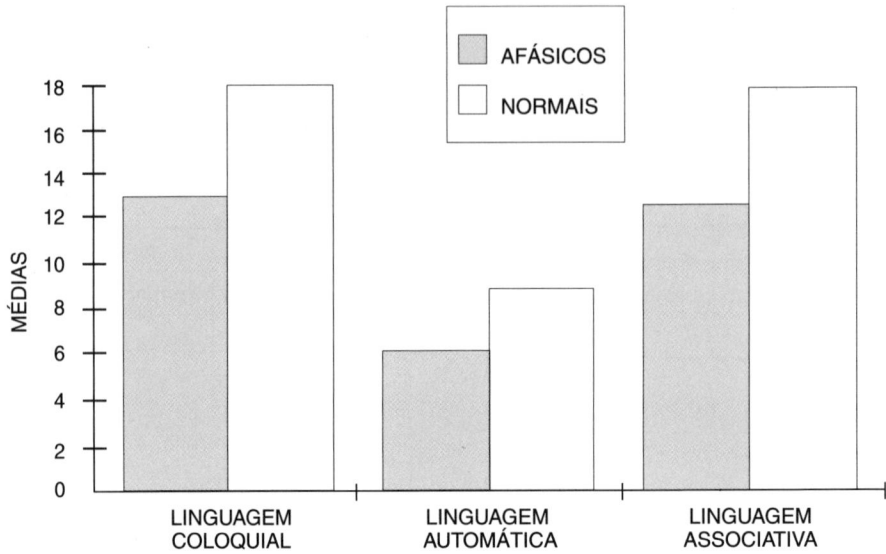

**Gráfico 3-1.** Comparativo das médias entre afásicos e normais.

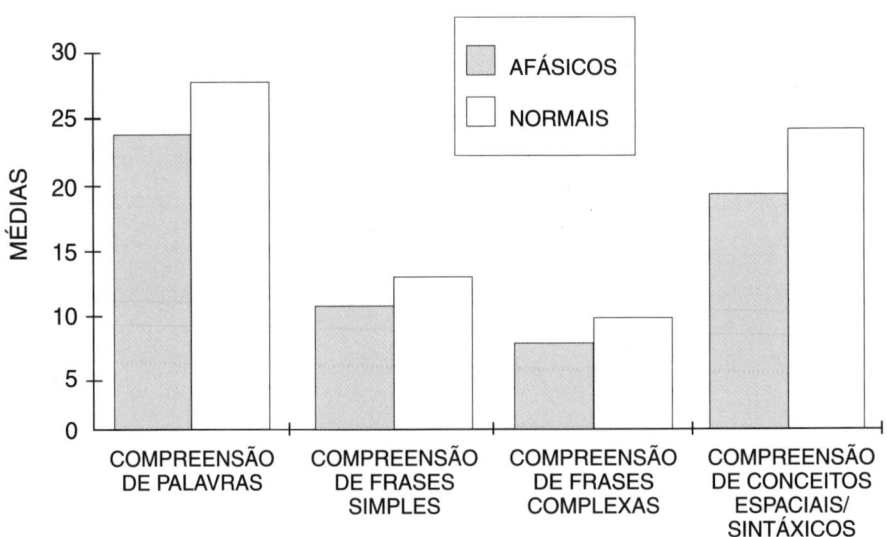

**Gráfico 3-2.** Comparativo das médias entre afásicos e normais.

# PESQUISA DO TESTE DE REABILITAÇÃO

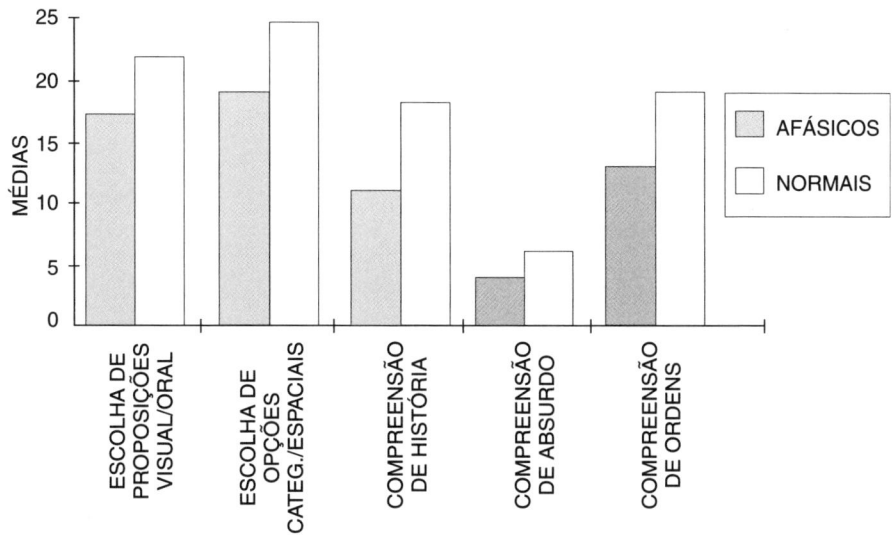

**Gráfico 3-3.** Comparativo das médias entre afásicos e normais.

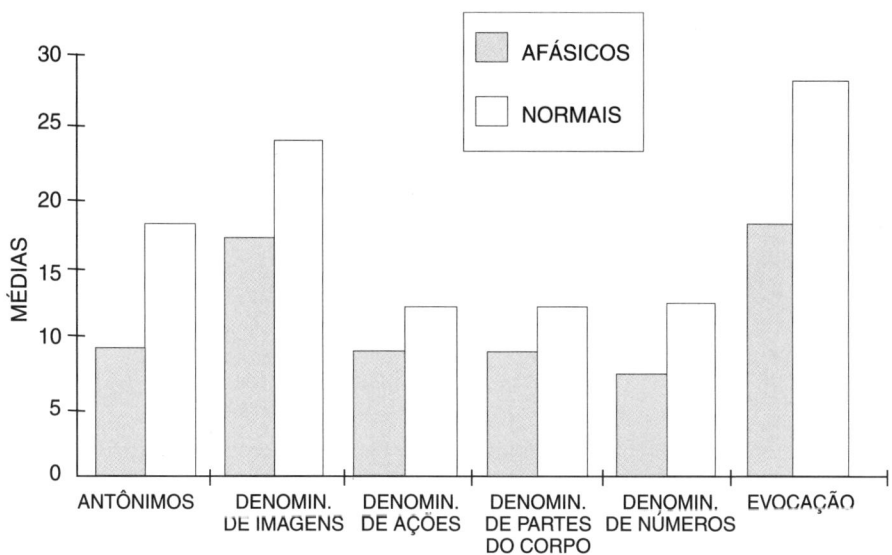

**Gráfico 3-4.** Comparativo das médias entre afásicos e normais.

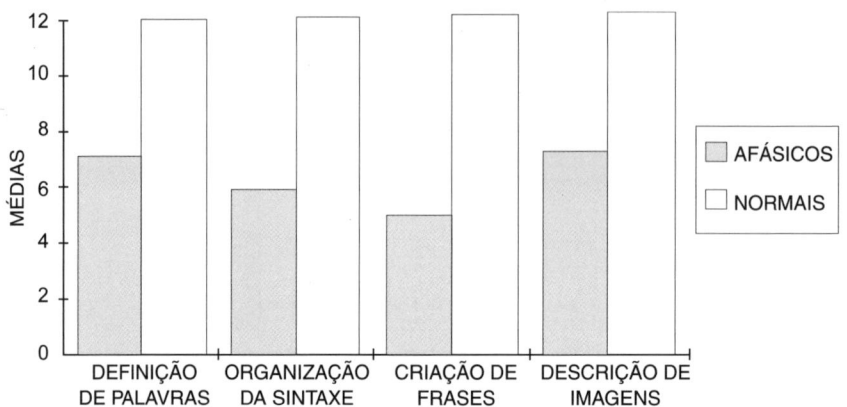

**Gráfico 3-5.** Comparativo das médias entre afásicos e normais.

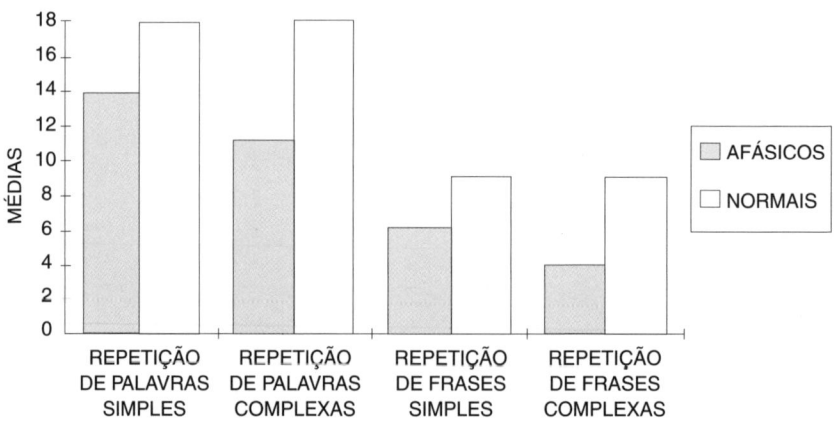

**Gráfico 3-6.** Comparativo das médias entre afásicos e normais.

# PESQUISA DO TESTE DE REABILITAÇÃO

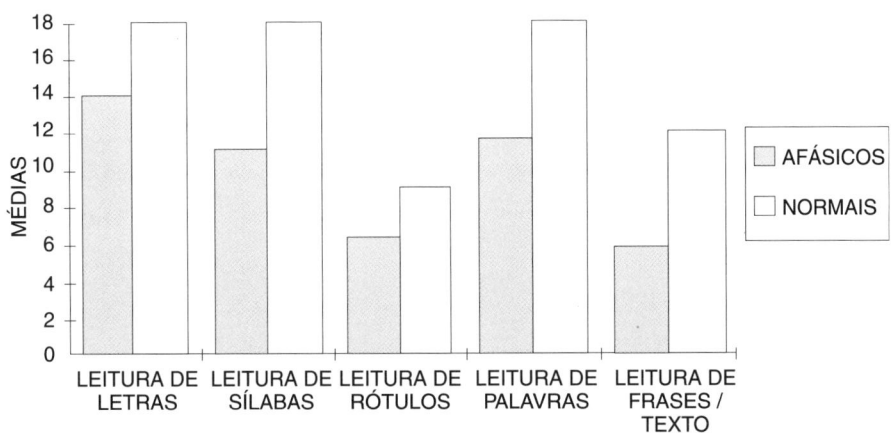

**Gráfico 3-7.** Comparativo das médias entre afásicos e normais.

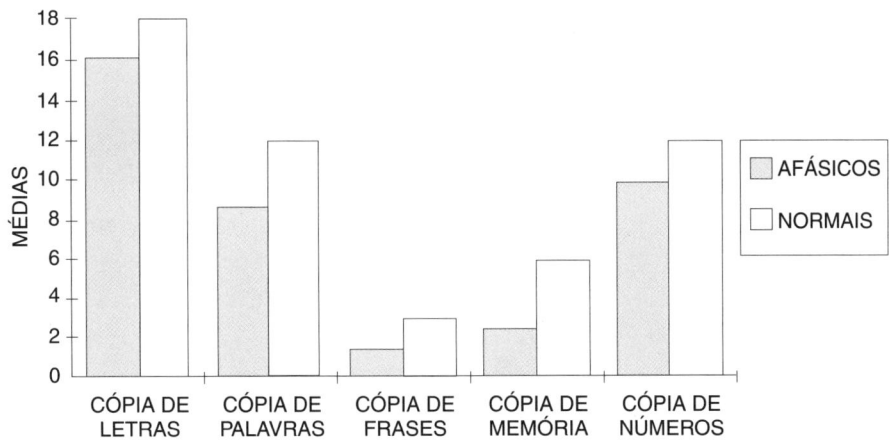

**Gráfico 3-8.** Comparativo das médias entre afásicos e normais.

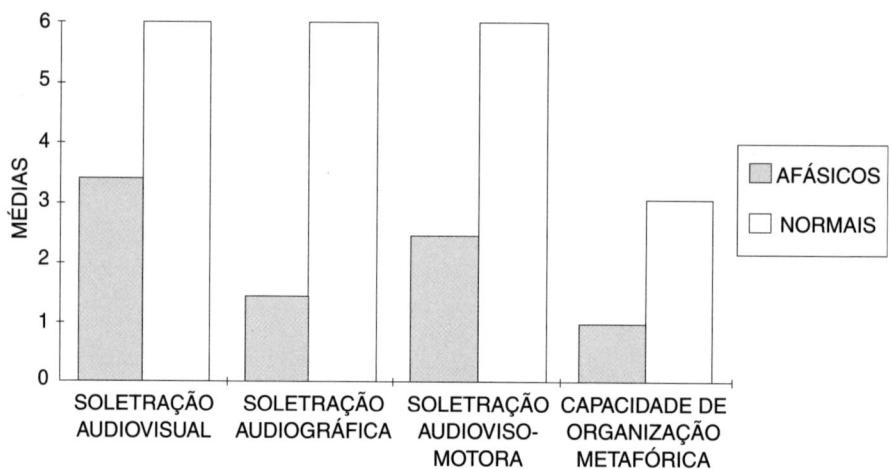

**Gráfico 3-9.** Comparativo das médias entre afásicos e normais.

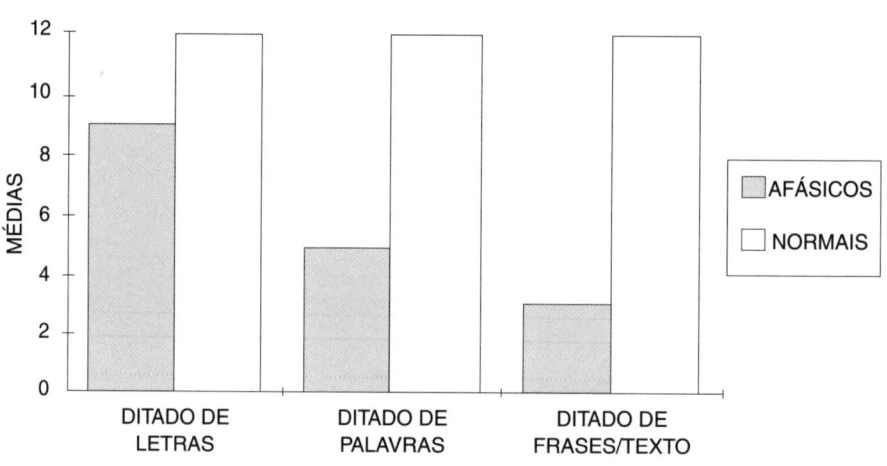

**Gráfico 3-10.** Comparativo das médias entre afásicos e normais.

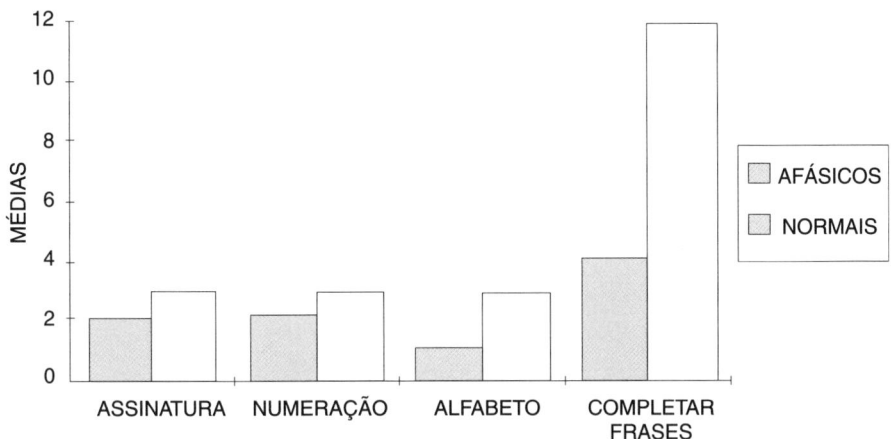

**Gráfico 3-11.** Comparativo das médias entre afásicos e normais.

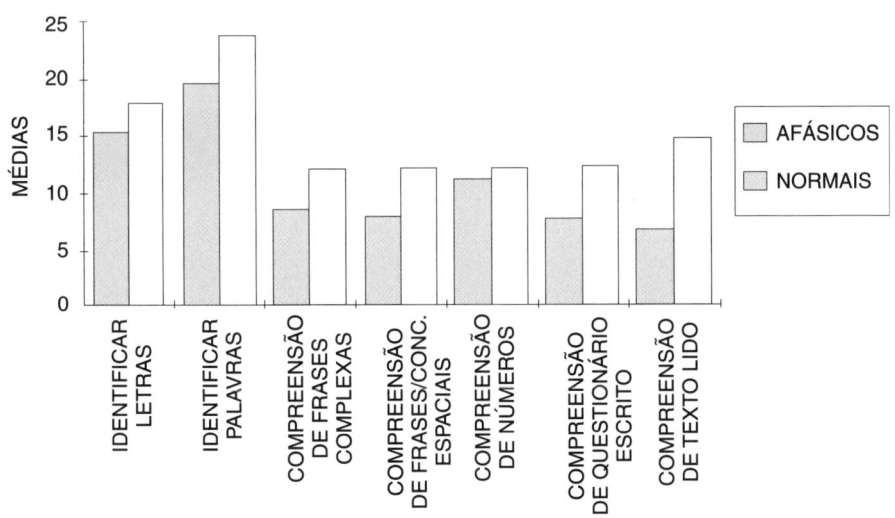

**Gráfico 3-12.** Comparativo das médias entre afásicos e normais.

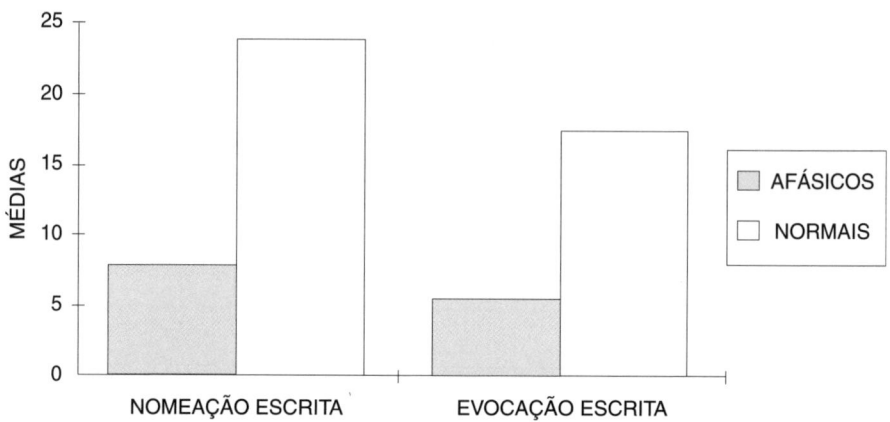

**Gráfico 3-13.** Comparativo das médias entre afásicos e normais.

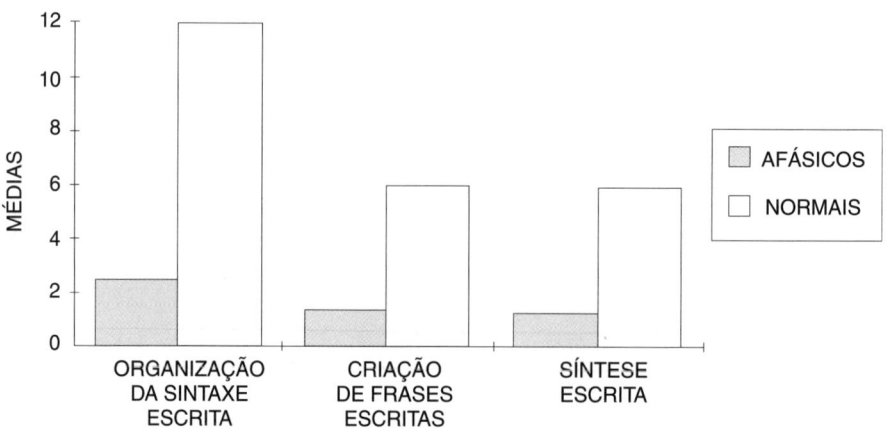

**Gráfico 3-14.** Comparativo das médias entre afásicos e normais.

Como pode ser verificado, são os itens da linguagem escrita que apresentaram uma variância muito grande: de 44,5 % para a cópia a 180,7 % para a organização da linguagem escrita, na população afásica e 0 a 1 % na população normal ou sem lesão nos mesmos itens. O desvio-padrão mostrou-se estável na população normal com uma variação de 0 a 0,7, mas apresentou altos índices de variabilidade entre os afásicos indo de 6,2 (soletração) a 32,0 (compreensão da escrita).

Como já foi exposto no início, foi dado um tratamento diferenciado às respostas do teste, tanto da população normal ou sem lesão, como na população afásica ou com lesão cerebral.

Os critérios foram os seguintes:

- A resposta certa recebeu 3 pontos.
- A resposta errada, mas autocorrigida pela própria pessoa, recebeu 2 pontos.
- A ausência de resposta do paciente que necessitou de auxílio ou de facilitação do examinador, mas que foi certa, recebeu 1,5 pontos.
- A resposta errada desde o inicio ou depois da facilitação recebeu 0,5 pontos.
- A ausência ou impossibilidade de resposta recebeu 0 pts.

No Quadro 3-3 estão os resultados apenas nos subitens mais evidentes entre afásicos e normais quanto ao uso da facilitação (FAC) e das autocorreções (AUT). Mais uma vez, chama-se a atenção para o fato de estarmos diante de duas populações bem distintas: Uma que não costuma muito se autocorrigir e nem necessita de auxílios para compreender, elaborar, expressar, ler e escrever a linguagem. Outra, a afásica, que age com a linguagem de forma diferente, se autocorrige constantemente e não conseguiria responder a muitos itens do teste se não tivesse recebido auxílio externo.

A análise do Quadro 3-3 mostra nitidamente pelos totais que a população afásica necessita muito de auxílio para responder (656) e que a população normal quase não usa este recurso (41). As autocorreções existem em abundância na linguagem afásica, podendo ser consideradas uma de suas características (289), o que não acontece com a população sem lesão cerebral (12) que quase não utiliza tais recursos. Em

**Quadro 3-3.** O uso das autocorreções e facilitações nos normais e nos afásicos

| Itens do teste | Afásicos | | | Normais | | |
|---|---|---|---|---|---|---|
| | AUT | FAC | Total | AUT | FAC | Total |
| Linguagem coloquial Automática/associativa | | 101 | 123 | 1 | 0 | 1 |
| Compreensão da linguagem oral | 34 | 47 | 81 | 3 | 1 | 4 |
| Compreensão/raciocínio/memória | 33 | 75 | 108 | 1 | 14 | 15 |
| Expressão da linguagem oral | 48 | 131 | 179 | 0 | 1 | 1 |
| Organização da linguagem oral | 7 | 73 | 80 | 2 | 4 | 6 |
| Repetição | 6 | 29 | 35 | 0 | 0 | 0 |
| Leitura | 47 | 43 | 90 | 0 | 0 | 0 |
| Cópia | 16 | 10 | 26 | 0 | 7 | 7 |
| Soletração | 9 | 26 | 35 | 1 | 4 | 5 |
| Ditado | 14 | 29 | 43 | 0 | 0 | 0 |
| Automatismo escrita | 9 | 17 | 26 | 0 | 0 | 0 |
| Compreensão da linguagem escrita | 29 | 52 | 81 | 4 | 10 | 14 |
| Expressão da linguagem escrita | 10 | 15 | 25 | 0 | 0 | 0 |
| Organização da linguagem escrita | 5 | 8 | 13 | 0 | 0 | 0 |
| Total | 289 | 656 | 945 | 12 | 41 | 53 |

geral, as duas populações são diametralmente opostas em termos de características ao responder a itens de linguagem, já que a de afásicos utiliza 945 auxílios e autocorreções (20,54 para cada indivíduo) e a população normal ou sem lesão responde usando poucos auxílios e autocorreções (0,94 para cada indivíduo).

**CONCLUSÃO**  Em 1967, Porch enfatizou que uma completa estandardização dos procedimentos da testagem era essencial para que os resultados pudessem ser efetivamente interpretados. Isto incluiria o formato do teste, os itens, a ordem de apresentação e as instruções. Na testagem, no entanto, existe uma variável que não pode ser estandardizada nem controlada: o organismo a ser testado (Martim, D. A., 1977). Ao se interpretar o comportamento humano, onde até respostas a um teste podem constar, deveria ser incluída não só a variabilidade dos indivíduos como também a variabilidade da patologia sendo avaliada. Por esse motivo não há concordância da autora em utilizar, antes de iniciar um trabalho de reabilitação, testes ligados a escalas subjetivas nem testes que visam especialmente o diagnóstico do tipo de afasia ou a severidade do caso. Os fatores citados acima não se encaixam de maneira alguma num organismo mutável com sintomas mais mutáveis ainda. A afasia tem distúrbios específicos da linguagem e exige, portanto, avaliações específicas e objetivas. Os sintomas afásicos linguísticos são complexos, instáveis e variados. O estudo desta sintomatologia exige conhecimentos não só teóricos como também práticos. Por esse motivo Porch insistiu na necessidade de se cuidar nos mínimos detalhes do formato do teste, dos itens, da ordem de apresentação e das instruções, o que foi feito no Teste de Reabilitação Rio de Janeiro possibilitando assim que qualquer pessoa, iniciante nos estudos das afasias ou com muita prática nesta, aplique o teste e saiba exatamente o que está testando, e o que determinado item visa testar.

Um teste para ser considerado eficiente deverá ter confiabilidade; isto é, a habilidade do teste em fornecer resultados consistentes de uma medida a outra. Por "confiabilidade" deve-se entender a variância do teste. Esta poderá surgir de vários parâmetros: 1) as chances de haver erros; 2) a diferença entre os sujeitos testados; 3) a diferença entre os juízes ou pessoas que julgam o teste; 4) as diferenças inerentes ao próprio teste; 5) a diferença existente entre um testador e outro. A variância encontrada no teste de reabilitação deveu-se, sobretudo, não à estandardização da população (a diferença entre os sujeitos testados) nem muito menos às diferenças entre os juízes que julgam o teste (apenas três pessoas fizeram a maioria das testagens), mas a certas características da patologia sendo avaliada. Os itens de escrita, por exemplo, em comparação com outros itens do teste, realmente, apresentaram uma grande variabilidade. Essa variância pode ser atribuída ao fato reconhecido de que a população afásica tem uma grande dificuldade em lidar com a linguagem escrita, o que é uma de suas características. Outro fator que trouxe variabilidade foi o fato de a população afásica, muitas vezes, recusar-se a fazer determinadas tarefas o que torna-se uma variável incontrolável para o examinador. No caso do Teste de Reabilitação houve uma variação nítida entre os sujeitos testados além de varianças internas decorrentes do próprio teste que contém itens diversificados não só de escrita como em outras tarefas.

Não foi feita a medida de teste-reteste, o que, segundo alguns autores, traz confiabilidade. Numa patologia variável como é a afasia, não só individualmente como também na sua sintomatologia, essa medida temporal iria forçosamente apresentar muitas variações. Além do mais, sendo um teste que tem como único propósito traçar metas para a reabilitação, o "momento atual" da testagem passou a ser da maior importância no contexto. Partindo do pressuposto que será depois da testagem que começará o tratamento, não tem tanto peso o fato de o paciente ter dois, quatro, ou nenhum tempo de reeducação. Também não tem muito peso o fato que já tenha se passado um, três ou cinco anos depois do acidente cerebral que ocasionou o problema. O tempo de recuperação espontânea faz parte da patologia, é uma de suas características e será incorporado inevitavelmente aos resultados da testagem, seja ela feita em qualquer época e por qualquer examinador. O clínico contará ou não com esse fator nos resultados do teste e depois no trabalho de reeducação, independente da época em que o teste foi realizado, de quem realizou e se houve ainda ou não uma reeducação.

O aspecto "diagnóstico diferencial", também, poderá ser levantado quando se elabora um teste de linguagem. Volta-se novamente a enfatizar que a meta desta testagem é a reabilitação, seja de uma Afasia de Broca, Wernicke, uma Agrafia Pura, ou uma Afasia de Condução. Com essa finalidade, o Teste de Reabilitação foi dividido em áreas linguísticas consideradas necessárias de serem trabalhadas na reabilitação da linguagem: automatismos orais/expressão oral/compreensão oral/organização da linguagem oral/transposições (repetição, cópia, leitura, ditado, soletração)/automatismos escritos/compreensão escrita/expressão escrita/organização da linguagem escrita. Essa divisão foi feita de maneira a cobrir todos os tipos de afasia e todos os recursos necessários para a recuperação da linguagem. Como já foi exposto na introdução o teste inclui o conteúdo, a forma e o uso da linguagem em todos os seus subtestes e estes três aspectos, por sua vez, cobrem amplamente o ato de comunicar-se oralmente, de compreender, de ler e de escrever.

Outra questão ligada ao "diagnóstico diferencial" é a possibilidade de o teste ser válido para diferenciar uma afasia de uma demência ou de uma linguagem esquizofásica. Sendo o Teste de Reabilitação exclusivamente voltado para a reeducação da linguagem, ele não se propõe, evidentemente, a diferenciar uma patologia da outra. Isto não lhe tira, no entanto, a validade. O Teste de Reabilitação poderá ser usado nos casos de demência, onde ele será útil para verificação das áreas linguísticas necessitando de reabilitação, embora, é preciso que se diga, ele não tenha sido estandardizado nessa população. Da mesma maneira ele poderá ser utilizado para verificação da linguagem de um paciente psiquiátrico e novamente volta-se a dizer que ele não foi estandardizado nessa população. Diz-se que ele poderá ser útil, porque ele é puramente um teste de linguagem, não tendo contaminações de outros elementos na sua elaboração.

Apesar de reconhecer que os distúrbios práxicos, gnósicos, árticos, construtivos e temporais muitas vezes estão associados às afasias, o Teste de Reabilitação não teve a proposta de colocar tais aspectos em evidência na sua elaboração original. Existem testes específicos para as agnosias, apraxias e acalculias, como a bateria do lóbulo parietal do Teste de Boston, assim também como deveriam existir testes específicos para a demência, a linguagem psicótica e o diagnóstico diferencial entre patologias com distúrbios da linguagem semelhantes. Existem testes para determinar a funcionalidade da linguagem como o P.I.C.A. (Porch, 1977) e o Functional Communication Profile (Sarno, 1969).

A pontuação do Teste de Reabilitação não descreve a natureza da resposta em escalas como outros testes fazem. Ela dá um valor às respostas de acordo com as suas características e mostra as necessidades de intervenção para aflorar ou desbloquear tais respostas. Essa maneira de proceder poderá eventualmente ser típica de uma patologia como a afasia e não ser necessária ou não acontecer em outras patologias como a demência ou a linguagem esquizofásica. Isto quer dizer que o Teste de Reabilitação usou uma pontuação característica da patologia sendo avaliada, fato que não é encontrado em outros distúrbios da linguagem. É importante ressaltar que se pode obter pela testagem informações de como aflorar ou desbloquear a linguagem, usando auxílios do tipo facilitação, levando em conta as autocorreções e penalizando a ausência de resposta de forma diferente da resposta errada. Apenas na afasia a ausência de linguagem é um fator mais severo do que a linguagem com erros e apenas na afasia as autocorreções significam o início da recuperação.

A afasia ocorre principalmente no adulto depois de certas lesões no hemisfério cerebral dominante para a linguagem. Entre as lesões mais comuns temos a causa mais frequente das afasias no adulto que é o acidente vascular cerebral (AVC). O estudo neuropatológico do AVC colocado em relação com os sintomas linguísticos anormais trouxe muita contribuição para a definição do papel de certas estruturas cerebrais (Lecours, A. e L'Hermitte, F., 1979). O termo AVC engloba um sem número de condições patológicas caracterizadas por modificações da estrutura dos vasos sanguíneos e/ou sua irrigação. Não resta dúvida então que a etiologia da afasia é responsável não só pela sua forma clínica como também pela evolução dos seus sintomas linguísticos. Mas, segundo Lecours (1979), "uma vez reconhecida a existência de uma doença vascular, é muito raro que sejam os fatores etiológicos que constituam o traço distintivo da afasia. O estudo semiológico da afasia pode, no entanto, contribuir para a identificação do processo patológico subjacente, da mesma maneira que qualquer outro fator neurológico existente." Para o reabilitador que lida apenas com os sintomas linguísticos, o fato da afasia ter como etiologia um aneurisma, uma embolia, uma trombose, uma hemorragia intracraniana, um traumatismo ou tumor cerebral ou qualquer que seja a causa da afasia, não constitui uma variável capaz de invalidar os resultados colhidos. O que se visou sobretudo na busca de confiabilidade no Teste de Reabilitação foi provar que a testagem pode ser totalmente voltada para a recuperação da linguagem afásica com suas características específicas, considerando, nesse caso, a etiologia como um fator responsável por variabilidades que até podem ser significativas, mas que são incorporadas forçosamente aos resultados da testagem. Um paciente com acidente vascular cerebral nos lóbulos: temporal, parietal e occipital, e evidentemente com perda severa da linguagem oral e escrita, terá uma pontuação baixa em determinados itens do teste ou até em todos os seus itens. Um paciente com aneurisma transitório terá escores, de modo geral, melhores no teste. Todos os dois são candidatos à reabilitação: um em todas ou quase todas as áreas linguísticas (no conteúdo, na forma e no uso da linguagem), o outro talvez apenas em algumas áreas.

A validade de um teste é estimada verificando se o teste mede o que se propõe a medir. O Teste de Reabilitação propõe-se a medir a linguagem e usa para tal um modelo teórico que vê a linguagem como: "um código representado por um sistema convencional de signos arbitrários usados para comunicar as ideias sobre o mundo que nos cerca" (Bloom, L. e Lahey, M., 1978). A linguagem é pois individual, convencional e pragmática. Focalizar só as palavras, ignorando o contexto nas trocas humanas é eliminar muito do processo de comunicação (Birdswhistell, 1970). Como é o processo comunicativo na afasia? Distorcido e/ou reduzido, mas sobretudo variável de acordo com o estado interno e necessitando de pistas, gestos e entonações para aflorar. O Teste de Reabilitação Rio de Janeiro usou todos estes fatores na sua elaboração quando pontuou os resultados obtidos, levando em consideração a natureza da resposta e as suas características.

Outro ponto básico que se procurou cobrir no teste foi a separação do binômio: linguagem e inteligência. Benton (1972) chamava a atenção dos fonoaudiólogos para a "dificuldade básica que deveria ser levada em consideração nos testes de afasia: a inteligência do sujeito e os testes para medir a linguagem". Linguagem e inteligência têm alguns pontos em comum, ambos são determinados pelo sistema nervoso central, ambos são produtos culturais e consequência do meio social. Além disso existe ainda a clássica controvérsia: a afasia envolve necessariamente ou não um déficit da inteligência? No Teste de Reabilitação Rio de Janeiro procurou-se anular o mais possível este fator, tendo-se a preocupação em elaborar a testagem de compreensão da linguagem independente dos itens que envolvessem algum tipo de raciocínio, embora reconhecendo haver dificuldade em se fazer essa separação de forma muito drástica. Piaget demonstrou claramente que a linguagem se desenvolve como um produto do uso das atividades cognitivas, o que nos leva a deduzir que sem as atividades intelectuais não haveria o uso efetivo da linguagem. Além do mais, a linguagem é o meio mais eficaz, se não o mais evidente, de se expressar a inteligência. Apesar dos dois fatores estarem tão interligados, cada um tem seus aspectos próprios e independentes. O que se procurou buscar, como ponto de equilíbrio no Teste de Reabilitação, foi evitar dar muita ênfase aos aspectos de raciocínio sem deixá-los de lado totalmente e principalmente sem deixar que eles interfiram demasiadamente nas provas de linguagem propostas.

As estatísticas obtidas no Teste de Reabilitação vieram confirmar o que foi exposto no parágrafo acima. Na tabela onde é feita uma comparação entre as duas populações, a afásica e a normal, os itens que apresentaram um desvio-padrão mais alto e os que tiveram um coeficiente de variância elevado não foram os de compreensão de linguagem oral, mas os de expressão e compreensão escrita, pelos motivos já expostos neste capítulo. Acredita-se que dessa maneira os aspectos linguísticos foram colocados mais em evidência, o que em última instância era o que se procurava.

Para concluir, será acrescentado que ao longo da história da afasiologia terão de existir testes que se voltem para os fatores externos da patologia (classificação, etiologia, etc.) e aqueles que objetivam os fatores internos (a linguagem desviada da normalidade). Para o reabilitador a linguagem é o fator mais importante, já que será com esse fator que ele terá de lidar. Os resultados estatísticos indicam que é possível ter como principal objetivo orientar o terapeuta para as melhores vias de recuperação sem que o instrumento de medida perca a sua validade. Isso não quer dizer que se deva desprezar os fatores externos, quer dizer apenas que para o reabilitador eles constituem objetivo secundário.

Os resultados estatísticos também indicam que é possível levar-se em consideração as características específicas da linguagem a ser avaliada, colocando em evidência na pontuação o que desperta e facilita as possibilidades linguísticas. Na afasia a resposta raramente é imediata após o estímulo. Falta ao cérebro lesado a capacidade de elaborar a linguagem com rapidez e espontaneidade. Entre o estímulo e a resposta existem então auxílios e graduações diversas que caracterizam a patologia e que podem e devem servir de guia ao terapeuta. Tais recursos e características (facilitações e autocorreções) são encontradas apenas na população afásica como ficou amplamente demonstrado ao se comparar os resultados entre a população afásica e a controle.

Logo, como se queria demonstrar ao iniciar-se a pesquisa, é possível ter como objetivo principal, ao se avaliar a afasia, apontar as vias da reabilitação. É possível também pontuar um teste de afasia levando em consideração as características específicas da linguagem a ser avaliada.

# Capítulo 4

# FICHA TÉCNICA

O Teste de Reabilitação de afasia é totalmente voltado para a linguagem afásica, procurando englobar suas características peculiares além das estratégias responsáveis em aflorar ou desbloquear a linguagem. Outra particularidade especial do teste é o seu modelo teórico; avaliar a linguagem dentro dos três processos integrados (Muma 1978): COMUNICAÇÃO – LINGUÍSTICA – COGNIÇÃO. O conteúdo de cada item do teste visou, pois, cobrir o mais amplamente possível a linguagem vista sob esses três aspectos.

A seguir será especificado o apoio teórico da elaboração de cada item do teste. Esta exposição recebeu o nome de Ficha Técnica e nela constarão títulos como: Finalidade, Critério de seleção, Modo de entrada do estímulo e Modo de saída da resposta.

Com o título **FINALIDADE** será explicado o que se pretende avaliar na prova do teste. Além dessa exposição, serão detalhados os processos cognitivos, linguísticos e funcionais que o sujeito sendo avaliado terá de utilizar a fim de responder.

Com o título **CRITÉRIO DE SELEÇÃO** constam as perguntas ou ordens ou tarefas pedidas na prova, seguidas de uma breve explicação do "porque" foram selecionadas e quais os critérios utilizados nessa seleção.

A **"Ficha Técnica"** visa mostrar que cada prova do teste tem um conteúdo específico totalmente voltado para a linguagem patológica, o que coloca em evidência a utilidade do teste em si e a sua validade como instrumento de avaliação da linguagem afásica. É recomendada a sua leitura para quem vai utilizar o teste.

## COMPREENSÃO/EXPRESSÃO DA LINGUAGEM ORAL

**LINGUAGEM COLOQUIAL**

| | |
|---|---|
| **Finalidade** | Avaliar as possibilidades de sustentar as trocas linguísticas que subentendem uma conversação, ou seja, compreender uma pergunta e produzir uma resposta. |
| **Critério de seleção** | *Pergunta 1:* COMO VAI? MEU NOME É...E O SEU?... Apresentação do examinador, introdução a testagem e uma pergunta imediata que exige uma resposta extremamente automática; o próprio nome.<br>*Perguntas 2 e 3:* QUAL A SUA IDADE? – QUAL A SUA PROFISSÃO?... A resposta exige seleção num estoque intimamente ligado a dados internos e pessoais também muito automáticos.<br>*Pergunta 4:* O QUE COSTUMA TOMAR NO CAFÉ DA MANHÃ?... Para responder é necessária a narração de um fato ocorrido numa situação ausente combinado à nomeação de alimentos também ausentes.<br>*Pergunta 5:* COMO ESTÁ O TEMPO HOJE?... A resposta exige que se façam observações, transformações e deduções sobre uma maneira ou algo que está acontecendo no presente momento.<br>*Pergunta 6:* GOSTA MAIS DO INVERNO OU DO VERÃO?... A resposta implica numa comparação e depois numa opção entre dois estímulos apresentados; ou um ou o outro.<br><br>Modo de entrada do estímulo: auditivo.<br>Modo de saída da resposta: oral. |

# FICHA TÉCNICA

**LINGUAGEM AUTOMÁTICA**

**Finalidade**  As séries automáticas foram memorizadas no passado e seguiram sendo usadas na mesma sequência pela vida afora. Elas não necessitam de nenhuma elaboração mental para serem expressas, mas utilizam a espontaneidade linguística. Em alguns afásicos este uso da linguagem costuma estar preservado e em outros falta a espontaneidade ou imediatez linguística necessária.

**Critério de seleção**
1. DIGA OS NÚMEROS DE UM A DEZ (1 a 10)... Série não linguística e algorítmica.
2. DIGA OS DIAS DA SEMANA... Série mais curta.
3. DIGA OS MESES DO ANO... Série mais longa e de articulação mais complexa; exemplo: fevereiro.

Modo de entrada do estímulo: auditivo.
Modo de saída da resposta: oral.

## LINGUAGEM ASSOCIATIVA

**Finalidade**  As associações linguísticas funcionam de maneira diferente das séries automáticas. A associação não emerge de uma memorização anterior nem foi usada da mesma maneira a vida toda. Elas utilizam a criatividade e a seleção dentro de um estoque interno restrito, necessitando de algum nível de elaboração mental. Nesse subteste é solicitada uma evocação imediata e quase automática, já que são itens que sempre ou quase sempre estão juntos ou funcionam de determinada maneira. Foram divididos em substantivos e verbos.

**Critério de seleção**
1. CAFÉ COM... A resposta oferece várias opções associativas (leite, açúcar, biscoito, creme, pão, etc.).
2. PÃO COM... A resposta está ligada à anterior mas tem menos opções associativas (manteiga, queijo, mel).
3. SAPATO E ...Só há uma seleção (meia).
4. ABRO O LIVRO PARA... A associação é feita de uma ação (abrir) a outra ação, que terá de ser evocada numa escolha quase que automática e muito restrita (ler).
5. USO A CHAVE PARA... A associação é feita dentro de uma utilidade que oferece mais de uma opção (abrir ou fechar).
6. PEGO O LÁPIS PARA... A associação é feita combinando uma ação (pegar) e uma utilidade restrita (escrever ou desenhar).

Modo de entrada do estímulo: auditivo.
Modo de saída da resposta: oral.

# FICHA TÉCNICA

| | |
|---|---|
| **DESIGNAÇÃO DE IMAGENS POR CAMPOS ASSOCIATIVOS** | |
| **Finalidade** | Nesta prova o que se procura saber é se existe a capacidade de fazer a discriminação auditiva da palavra ouvida. A intenção básica é verificar se a pessoa testada faz a ligação entre o significante (o som) e o seu significado (o conceito), enfim, a compreensão da linguagem falada no seu nível mais elementar; o monema. |
| **Critério de seleção** | **(Prancha 1)**<br>1. COLHER   2. GARFO   3. FACA<br>Na prancha aparecem quatro figuras para a pessoa apontar quando escutar o nome. As imagens para seleção possuem alguma semelhança visual na forma (as quatro são compridas), além de possuírem a mesma utilidade associativa por serem utensílios de cozinha (colher, garfo, faca, concha).<br><br>**(Prancha 2)**<br>4. BOLA   5. BOTA   6. BOCA<br>Nesta prancha são mostradas quatro figuras para apontar que possuem semelhança fonológica, (as quatro palavras se parecem no som), além de todos os estímulos começarem com o mesmo fonema /b/ (bola, bota, boca, bolsa).<br><br>**(Prancha 3)**<br>7. LÂMPADA   8. LANTERNA   9. LAMPIÃO<br>Na prancha aparecem quatro figuras para selecionar que possuem semelhança semântica; as quatro pertencem ao mesmo campo de utilidade e todas fornecem luz (lâmpada, lanterna, lampião, vela).<br><br>Modo de entrada do estímulo: auditivo e visual.<br>Modo de saída da resposta: gestual (apontar). |

**DESIGNAÇÃO DE IMAGENS COM FRASES SIMPLES**

**Finalidade** — Testar o conhecimento e a compreensão em frases contendo oposições linguísticas (antônimos) e as terminações morfológicas (singular/plural), além de construções gramaticais (aumentativo/diminutivo).

**Critério de seleção**

**(Prancha 4)**
1. OS AVIÕES... Na prancha aparece a figura com um avião apenas (singular) e uma figura com três aviões (plural).
2. ELA É JOVEM... Na prancha aparece a figura de uma pessoa bem mais jovem do que a outra; velha – oposto de jovem (antônimo).

**(Prancha 5)**
3. A CAIXINHA... Na prancha aparece a figura de uma caixa grande e de uma caixa pequena (diminutivo).
4. O FACÃO... Na prancha aparece a figura de uma faca pequena e de uma faca grande (facão). O aumentativo neste item faz contraste com o item anterior em que é pedido o diminutivo.

Modo de entrada do estímulo: auditivo e visual.
Modo de saída da resposta: gestual (apontar).

# FICHA TÉCNICA

**COMPREENSÃO DA LINGUAGEM ORAL**

---

**DESIGNAÇÃO DE IMAGENS COM FRASES COMPLEXAS**

**Finalidade**  A intenção é saber se há a possibilidade de compreender dois ou três conceitos colocados em oposição nas figuras, mas verbalizados de uma só vez. O reconhecimento do estímulo exigirá atenção e retenção do que foi dito, concentração, comparação, julgamento e escolha.

**Critério de seleção**

(**Prancha 6**)

1. A MOÇA DESCE O ÚLTIMO DEGRAU DA ESCADA... Na prancha aparece uma moça subindo o primeiro degrau, uma moça descendo a último degrau, um homem subindo o primeiro degrau e um homem descendo o último degrau. Testa-se o conhecimento de dois movimentos SUBIR/ DESCER, de colocação no degrau PRIMEIRO/ÚLTIMO, do sexo masculino ou feminino HOMEM/MOÇA.

(**Prancha 7**)

2. O HOMEM ESCREVE NUMA MESA ONDE TEM UM VASO GRANDE ... Na prancha aparece um homem lendo numa mesa com vaso pequeno, homem lendo numa mesa com vaso grande, homem escrevendo numa mesa com vaso grande e homem escrevendo numa mesa com vaso pequeno. Testa-se o conhecimento de duas ações semelhantes ESCREVER/LER e de dois tamanhos diferentes GRANDE/PEQUENO.

(**Prancha 8**)

3. A VACA MALHADA NA FRENTE DA ÁRVORE

Na prancha aparecem 5 opções: vaca malhada na frente da árvore, vaca malhada atrás da árvore, vaca preta na frente da árvore, cavalo malhado na frente do pinheiro e cavalo preto atrás do pinheiro. Testa-se o conhecimento do conceito de classe VACA/CAVALO, discriminar nuances de cores MALHADO/PRETO, ter conhecimentos de localização FRENTE/ATRÁS e a distinção de formas ÁRVORE/PINHEIRO.

Modo de entrada do estímulo: auditivo e visual.

Modo de saída da resposta: gestual (apontar).

**INTERPRETAÇÃO DE CONCEITOS ESPACIAIS**

**Finalidade**  Saber se há possibilidade de reconhecer os conceitos espaciais quando colocados juntos e em oposições linguísticas e inseridos num mesmo tema: cesta, maçã, mesa. Uma das figuras da prancha não é pedido para apontar, mas está dentro do tema: maçã e mesa.

**Critério de seleção**

(**Prancha 9**)
1. A CESTA EM CIMA DA MESA ... Na mesma prancha aparecem: a cesta em cima da mesa, a maçã dentro da cesta, a maçã fora da cesta, a maçã embaixo da mesa, a cesta embaixo da mesa. Nesse item, testa-se a compreensão da oposição espacial EM CIMA/EMBAIXO.
2. A MAÇÃ LONGE DA CESTA... Conceito de distância PERTO/ LONGE.
3. A CESTA EMBAIXO DA MESA... Compreensão linguística do contraste: maçã embaixo da mesa com cesta embaixo.
4. A MAÇÃ DENTRO DA CESTA... Noção de lugar FORA/DENTRO.

Modo de entrada do estímulo: auditivo e visual.
Modo de saída da resposta: gestual (apontar).

# FICHA TÉCNICA

**INTERPRETAÇÃO DE CONCEITOS SINTÁTICOS**

**Finalidade**     A prova visa saber se há a compreensão dos conceitos sintáticos colocados em frases inseridas num mesmo contexto; pessoas, sorvetes e posturas.

**Critério de seleção**

(**Prancha 10**)
5. UM DOS SORVETES É O MAIOR... Compreensão do uso do artigo indefinido (um) e de um comparativo (maior) numa prancha onde há dois sorvetes iguais.
6. ELES TOMAM SORVETE COM BISCOITO... Compreensão do uso do pronome no plural (eles) e de um conectivo (com), numa prancha onde existe "ele tomando sorvete" e "ela tomando sorvete".
7. ELA ESTÁ TOMANDO SORVETE... Compreensão do uso do pronome no feminino (ela) e do verbo na voz ativa numa prancha onde existe "ele" e uma ação na voz passiva.
8. O SORVETE FOI TOMADO POR ELE...Compreensão do uso do pronome no masculino (ele) e do verbo na voz passiva numa prancha onde existe "ela" e ação na voz ativa.

Modo de entrada do estímulo: auditivo e visual.
Modo de saída da resposta: gestual (apontar).

## COMPREENSÃO, RETENÇÃO E MEMÓRIA

Nesta parte do teste, além da compreensão oral, os subitens estarão também voltados nas suas questões a avaliar aspectos cognitivos (compreensão), habilidade em reter os estímulos para serem elaborados (retenção) e a capacidade em armazenar estímulos (memória).

### ESCOLHA DE PROPOSIÇÕES VISUAIS

**Finalidade**  Saber se existe a possibilidade não só de compreender mas também de reter, para futura elaboração, a complexidade linguística. Para responder corretamente terá de haver o uso do raciocínio, escolhendo a resposta correta num grupo de figuras que terão de se encaixar na proposição oral feita.

**Critério de seleção**

(Prancha 11)
1. QUAL DESSES ANIMAIS NÃO É UM MAMÍFERO?... Na prancha para seleção, todos pertencem à mesma classe (são animais), três são mamíferos (porco, cavalo e vaca), mas só um não é mamífero (galinha).

(Prancha 12)
2. ONDE TOMAMOS BANHO ... Na prancha de seleção todas as opções são de utilização no banheiro (sabonete, vaso e pia), três são recipientes com água (pia, vaso e banheira).

(Prancha 13)
3. ONDE GUARDAMOS A COMIDA PARA ELA NÃO ESTRAGAR... Na prancha todas as opções possuem movimento de abrir e fechar (armário, máquina de lavar, janela e geladeira).

(Prancha 14)
4. QUAL DESSES É UM TRANSPORTE AÉREO... Na prancha, todas as opções são meios de transporte (trem, barco, carro, avião).

Modo de entrada do estímulo: auditivo e visual.
Modo de saída da resposta: gestual (apontar).

## ESCOLHA DE PROPOSIÇÕES ORAIS

**Finalidade**  A prova visa saber a capacidade de compreender, reter e memorizar o material linguístico não mais com as opções colocadas de forma visual, mas de forma oral. A resposta exigirá encadear o raciocínio para a escolha das proposições apresentadas auditivamente, além de retê-las para memorização e posterior verbalização.

**Critério de seleção**  5. QUEM APAGA O FOGO?... As opções orais são três profissões: médico, bombeiro e polícia.
6. EM QUE ESTAÇÃO DO ANO FAZ CALOR?... As opções orais unem o conceito de calor a uma determinada estação do ano; (verão) entre outras que possuem climas diferentes: primavera, outono e inverno.
7. ONDE COMPRAMOS OS LIVROS?... As opções orais estão relacionadas a lugares distintos, mas que possuem terminações fonologicamente semelhantes (RIA): confeitaria, tinturaria, livraria, padaria.

Modo de entrada do estímulo: auditivo.
Modo de saída da resposta: oral.

| | |
|---|---|
| **COMPREENSÃO DE OPÇÕES DE UTILIDADE E CATEGORIAS** | |
| **Finalidade** | Avaliar se existe a possibilidade de fazer uma escolha. Sempre que se coloca uma opção (isto ou aquilo?) terá de haver etapas do raciocínio para dizer qual é o mais apropriado, retenção dos estímulos oferecidos para a escolha e sua memorização. Além das etapas acima terá de haver a decodifição da forma linguística utilizada como meio de comunicação. A resposta exigirá um nível de formulação linguística até um certo ponto elementar. |
| **Critério de seleção** | **(Prancha 15)**<br>1. QUAL DESSES USAMOS PARA SENTAR?... A pergunta é colocada a vista de uma prancha contendo quatro opções: um sofá, uma galinha, um sapato e uma blusa. Para responder a pessoa terá de ter a compreensão de uma ação específica (sentar) colocada no meio de outras como: vestir (blusa) ou calçar (sapato).<br>2. QUAL DESSES É UM ANIMAL?... A pergunta envolve a possibilidade de categorizar dentro de uma classe: a de animais.<br>3. QUAL DESSES NOS VESTIMOS?... A opção é colocada de modo a haver escolha entre dois estímulos interligados por serem ambos peças de vestuário: a blusa que é de vestir e o sapato que é de calçar.<br>4. QUAL DESSES É UM MÓVEL?... A escolha terá de ser feita numa figura que já foi alvo de outra pergunta (Onde sentamos?) o que coloca em julgamento o fato de ser um móvel e ser para sentar.<br>5. QUAL DESSES É UMA PEÇA DO VESTUARIO?... A escolha será feita entre dois estímulos interligados: o sapato e a blusa.<br><br>Modo de entrada do estímulo: auditivo e visual.<br>Modo de saída da resposta: gestual ou oral. |

| | |
|---|---|
| **COMPREENSÃO DE OPÇÕES SINTÁTICAS E ESPACIAIS** | |
| Finalidade | Neste item testa-se a compreensão de elementos gramaticais (qual, quem, o que, onde) envolvendo também opções ligadas a lugares e espaços. |
| Critério de seleção | **(Prancha 16)**<br>6. QUAL ESTÁ DENTRO: O GATO OU OS LIVROS?... Na prancha para escolha o gato está em cima e os livros estão dentro da estante. O elemento sintático é QUAL?<br>7. QUEM ESTÁ EM CIMA: O GATO OU A ALMOFADA?... Na prancha para escolher o gato está em cima da almofada. O elemento sintático é QUEM?<br>8. O QUE ESTÁ VAZIO: A ESTANTE OU A POLTRONA?... Na prancha de escolha a estante tem livros dentro e a poltrona está vazia. O elemento sintático é O QUE?<br>9. ONDE ESTÁ O GATO: NA POLTRONA OU NA ALMOFADA?... Na prancha, a poltrona está vazia e o gato está em cima da almofada. O elemento sintático é ONDE?<br><br>Modo de entrada do estímulo: auditivo e visual.<br>Modo de saída da resposta: gestual ou oral. |

**COMPREENSÃO DE HISTÓRIA**

**Finalidade**  Nesta prova será necessária a compreensão de um conjunto linguístico que inclui a possibilidade de reter várias informações descritivas, memorizá-las, fazer a análise do conteúdo da pergunta e elaborar uma escolha colocada dentro de três opções oferecidas oralmente e visualmente.

**Critério de seleção**

**(Prancha 17)**
1. QUAL O ESTILO DA CASA?... Na prancha de escolha aparecem três casas (antiga, moderna, de campo). O elemento sintático QUAL implica numa seleção dessa ou daquela.

**(Prancha 18)**
2. ONDE FICAVA A CASA?... Na prancha de opções aparecem três lugares onde a casa poderia localizar-se: longe da rua, no meio de um jardim, de frente para a rua. O elemento sintático ONDE implica na escolha de um lugar.

**(Prancha 19)**
3. O QUE HAVIA NA PARTE DE TRÁS?... Na prancha aparece para seleção um jardim, um pomar e uma piscina. O elemento sintático O QUE implica a nomeação de fatos ou objetos ou lugares.

**(Prancha 20)**
4. QUAL A ÁRVORE QUE OCUPAVA O CENTRO DO TERRENO?... Na prancha de escolha vê-se um coqueiro, uma bananeira e uma mangueira. O elemento sintático QUAL tem o valor de seleção.

**(Prancha 21)**
5. QUAL DESSAS FIGURAS REPRESENTA A HISTÓRIA?... Na prancha aparecem para selecionar uma casa de pombo, uma casa antiga e uma mesa (móvel da casa). Aqui o elemento sintático QUAL tem o valor de síntese.

Modo de entrada do estímulo: auditivo e visual.
Modo de saída da resposta: gestual ou oral.

# FICHA TÉCNICA

## RACIOCÍNIO E MEMÓRIA

Os itens de subteste deste bloco terão como principal objetivo verificar o uso de raciocínio, o mais possível, independente da linguagem. Tem-se que reconhecer que esta separação por completo não é tarefa fácil. Sempre que se propõe a resolução de um problema terá de haver o uso da linguagem na sua proposição. Pelas dificuldades expostas acima o objetivo das provas não é exatamente testar o uso puro do raciocínio, mas testar a sua possibilidade em combinação com a utilização da linguagem.

---

**COMPREENSÃO DE ABSURDO**

| | |
|---|---|
| **Finalidade** | Verificar a capacidade de raciocinar usando o material linguístico. A história coloca uma disparidade e um contraste muito grande, para responder será necessário fazer comparações mentais a fim de discriminar o que é mentira ou é verdade, o que está errado e o que está certo. Além do raciocínio, terá de haver a memorização do que foi contado para poder colocar as etapas do raciocínio em funcionamento. |
| **Critério de seleção** | 1. É VERDADE OU É MENTIRA?... Nesse item o sujeito terá de reportar-se ao que ouviu e selecionar uma resposta apropriada.<br><br>**(Prancha 22)**<br>2. POR QUÊ?... É oferecida uma prancha ao sujeito com duas opções visuais para dar a resposta. A opção visual visa, sobretudo, aqueles que não têm possibilidade de expressar-se oralmente e também para aqueles que acertaram por acaso na pergunta anterior.<br>3. QUAL DAS FIGURAS É A CERTA?... A pergunta visa saber se houve uma escolha certa ao acaso nas opções anteriores.<br><br>Modo de entrada do estímulo: auditivo.<br>Modo de saída da resposta: oral e gestual. |

| | |
|---|---|
| **COMPREENSÃO DE ORDENS** | |
| **Finalidade** | Esta prova foi inspirada no TOKEN TEST (De Henzi e Vignolo, 1962). A primeira parte do teste serve para identificação e reconhecimento de formas e de tamanhos, A segunda ordem já contém elementos onde é testada a retenção da sequência, a compreensão dos elementos e conceitos gramaticais e a compreensão numérica. A ordem dada, portanto, é complexa por fornecer várias informações ao mesmo tempo. |
| **Critério de seleção** | **(Prancha 23)**<br>1. O CÍRCULO PEQUENO... Envolve dois conceitos: forma (círculo) e tamanho (pequeno), numa prancha onde aparece um círculo grande.<br>2. O QUADRADO GRANDE... Envolve dois conceitos, a forma (quadrado) e o tamanho (pequeno) numa prancha onde aparece um quadrado pequeno.<br>3. O CÍRCULO GRANDE... Onde temos novamente o conceito de forma e o tamanho na mesma prancha.<br>4. O QUADRADO PEQUENO... Onde aparece a forma e o tamanho diferentes.<br><br>**(Prancha 24 – para recortar)**<br>5. MOVENDO AS PEÇAS, COLOQUE O QUADRADO GRANDE EMBAIXO DOS DOIS CÍRCULOS. Envolve o conceito de forma, tamanho e posição.<br>6. COLOQUE AGORA O CÍRCULO PEQUENO ENTRE O QUADRADO GRANDE E O QUADRADO PEQUENO. Envolve o conceito de forma, tamanho e um conceito gramatical ENTRE.<br>7. SE HOUVER UM TRIÂNGULO, COLOQUE A MÃO EM CIMA DO QUADRADO GRANDE. Exige raciocínio sobre a existência ou não e a tomada de uma decisão sobre tal fato.<br><br>Modo de entrada do estímulo: auditivo e visual.<br>Modo de saída da resposta: gestual (apontar). |

## EXPRESSÃO DA LINGUAGEM ORAL

| PRODUÇÃO DE ANTÔNIMOS | |
|---|---|
| **Finalidade** | O que se procura é que a pessoa faça uma evocação na linguagem de forma quase automática, já que os contrários se atraem imediatamente na memória. Foi colocado como o primeiro item da linguagem expressiva, porque pode ser considerado linguagem semiautomática e associativa. |
| **Critério de seleção** | 1. RICO... Exige a evocação de um adjetivo imediato (pobre).<br>2. COMPRAR... Exige a evocação de um verbo (vender).<br>3. AMIGO... Exige a evocação de um contrário que precisa de um afixo que o modifica: (in/inimigo).<br>4. ÚTIL... Exige a evocação de um contrário que utiliza afixo que não se modifica (in/útil).<br>5. ESQUECER... Exige a evocação de um verbo (lembrar).<br>6. CULPADO... Exige a evocação de um adjetivo não muito imediato (inocente).<br><br>Modo de entrada do estímulo: auditivo.<br>Modo de saída da resposta: oral. |

| | |
|---|---|
| **DENOMINAÇÃO DE IMAGENS** | |
| **Finalidade** | Procura-se saber com essa prova se existe a capacidade de nomear e conceituar objetos do uso diário. A função de nomeação necessita um reconhecimento visual inicial, a percepção da forma com suas características, a simbolização ou representação da figura exibida e a escolha de um significante (uma palavra) ligado a um significado já pertencente ao léxico interno do sujeito numa aprendizagem anterior. Os quatro itens do teste (bico, encosto, cabo e pedal) são partes das figuras. |
| **Critério de seleção** | **(Prancha 25)**<br>1. SOFÁ... Um móvel.<br>2. GALINHA... Um animal.<br>3. CAMISA... Uma peça do vestuário da parte superior do corpo.<br>4. SAPATO... Uma peça do vestuário da parte inferior do corpo.<br>5. UMA PARTE DE.<br>6. UMA PARTE DE.<br><br>**(Prancha 26)**<br>7. BICICLETA... Um meio de transporte de duas rodas.<br>8. LÁPIS... Um utensílio.<br>9. MAÇÃ... Uma fruta.<br>10. CARRO... Um meio de transporte de quatro rodas.<br>11. CABO uma parte da fruta.<br>12. PEDAL uma parte da bicicleta.<br><br>Modo de entrada do estímulo: visual e auditivo.<br>Modo de saída da resposta: oral. |

# FICHA TÉCNICA

**DENOMINAÇÃO DE AÇÕES**

**Finalidade**  Esta prova vem colocar em justaposição, numa simples comparação, a possibilidade de nomear não mais objetos, mas ações ou verbos. Como no item anterior também será necessário reconhecimento visual, percepção da figura, conceituação e elaboração de uma resposta que será escolhida num léxico interno. A nomeação de verbos não visa pesquisar a conjugação do tempo de verbos ou o uso correto de concordâncias verbais. A única finalidade no item é testar o reconhecimento ou não de uma ação praticada e mostrada na prancha, onde as ações e as posturas são semelhantes ou interligadas.

**Critério de seleção**  (**Prancha 27**)
1. ESCREVER... Na prancha aparecem duas ações ligadas entre si por serem ambas atividades linguísticas (ler e escrever), sendo uma ação praticada por um rapaz.
2. LER... A mesma ligação do item anterior com um elemento dificultador; na prancha a moça está lendo na mesma posição de um rapaz que está bebendo.
3. COMER... Na prancha aparecem duas ações ligadas entre si por serem ambas atividades que envolvem a alimentação (comer e beber), sendo que uma ação é praticada por um rapaz e a outra por uma moça.
4. BEBER... A mesma ligação do item anterior com um elemento dificultador; na prancha o rapaz está bebendo na mesma posição da moça que está lendo.

Modo de entrada do estímulo: visual e auditivo.
Modo de saída da resposta: oral.

| NOMEAÇÃO DE PARTES DO CORPO | |
|---|---|
| **Finalidade** | Procura-se saber se existe conhecimento do esquema corporal e a possibilidade de nomear partes do corpo. |
| **Critério de seleção** | **(Prancha 28)**<br>1. PÉ ... Uma parte do corpo ligada à ambulação ou à hemiplegia (se for o caso).<br>2. CABEÇA... Parte do corpo geradora da linguagem e onde estão as dificuldades do indivíduo (cérebro).<br>3. OMBRO ... uma parte do corpo pouco usada, manipulada ou falada.<br>4. MÃO... Parte do corpo ligada à escrita e também à hemiplegia.<br><br>Modo de entrada do estímulo: visual e auditivo.<br>Modo de saída da resposta: oral. |

| DENOMINAÇÃO DE NÚMEROS | |
|---|---|
| **Finalidade** | Saber as possibilidades do indivíduo testado para nomear os números. Será necessário um primeiro nível de reconhecimento visual, a percepção da forma, a conceituação da sequência numérica e a escolha de uma resposta ligada a uma aprendizagem anterior do nome de um número específico. |
| **Critério de seleção** | **(Prancha 29)**<br>1. **8**... Só contém um algarismo. Fará contraste com outros números de mais de um algarismo.<br>2. **51**... Número que contém um sentido duplo pela propaganda exibida nos canais de televisão (uma boa ideia !) o que pode constituir um elemento facilitador.<br>3. **424**... Escolhido pela sua configuração (o quatro no início e no fim) fazendo uma inversão de algarismos.<br>4. **1006**... Possui uma certa dificuldade tanto visual como numérica. Dentre os números escolhidos por ordem de dificuldade ele se coloca como o mais complexo.<br><br>Modo de entrada do estímulo: visual e auditivo.<br>Modo de saída da resposta: oral. |

## EVOCAÇÃO DE CLASSES E CATEGORIAS

**Finalidade**  Testa-se a capacidade de evocar na memória as palavras que podem ser agrupadas por pertencerem a uma mesma classe ou categoria. Para executar a prova terá de haver a busca no léxico interno de palavras já estocadas e ligadas entre si por algum elemento denominador e em comum. Ao evocar-se haverá uma inclusão e uma exclusão de elementos.

**Critério de seleção**
1. DIGA TRÊS (3) NOMES DE CORES... Evocação de um grupo de nomes (cores) da mesma categoria e que poderiam ser consideradas quase que automáticas.
2. DIGA TRÊS (3) NOMES DE ANIMAIS... Evocação de um grupo de nomes que possuem elementos em comum (todos são animais) e não possuem outras características (não são flores nem pessoas etc.).
3. DIGA TRÊS (3) PALAVRAS COMEÇADAS COM A LETRA /d/... Evocação de palavras pertencentes a uma mesma classe linguística (mesmo som inicial).

Modo de entrada do estímulo: auditivo.
Modo de saída da resposta: oral.

## ORGANIZAÇÃO DA LINGUAGEM ORAL

Até esta parte do teste (com a exceção do diálogo) estava-se pesquisando a linguagem em nível paradigmático, ou seja, sem a necessidade da elaboração de frases que requerem construções gramaticais. Os próximos itens deste módulo serão dedicados ao nível sintagmático, ou seja, os itens do teste serão voltados para pesquisar a possibilidade de organizar a linguagem oral em construções morfossintaticamente estruturadas e corretas.

---

**DEFINIÇÃO DE PALAVRAS**

| | |
|---|---|
| **Finalidade** | O que é importante nesta prova é saber se a pessoa tem capacidade de abstrair, representar e fazer a ligação entre o significante (o som) e o significado (o conceito da palavra ligado a um som). Para definir, terá de haver uma organização linguística que possibilite, com uma frase, definir o conceito pedido. É possível definir de várias maneiras: segundo o uso que se faz, dando-se apenas um sinônimo (neste caso não haverá organização da linguagem e sim um nível elementar no seu uso), usar o pensamento abstrato narrando-se fatos e exemplos (neste caso haverá um nível mais elevado do uso da linguagem). |
| **Critério de seleção** | 1. TESOURA... Um objeto. Considerado estímulo fácil por não necessitar uma organização linguística muito elaborada (para cortar ou só: cortar).<br>2. VISITAR... Uma ação. Considerado mais difícil do que o anterior por não aceitar um sinônimo (ir à casa de alguém seria o mais elementar).<br>3. NASCIMENTO... Um fato. Considerado difícil por necessitar da narração de um acontecimento. Em nível elementar cabe um sinônimo (um bebê).<br>4. AMAR... Uma palavra abstrata. Considerado difícil por necessitar de abstrair (um sentimento). O nível mais elementar seria dizer apenas: gostar, sem especificar de quem nem em que intensidade.<br><br>Modo de entrada do estímulo: auditivo.<br>Modo de saída da resposta: oral. |

# FICHA TÉCNICA

**ORGANIZAÇÃO DA SINTAXE**

**Finalidade**  É testada a capacidade de organizar a linguagem a partir de uma proposição dada. Para concluir a proposição dada será necessário usar os conhecimentos das regras gramaticais (sobretudo as morfossintáxicas) a fim de fazer a concordância de tempo, gênero, número e grau, obedecer às regras de regência (sujeito, verbo, predicado, etc.), além de estabelecer a ligação entre a proposta auditiva eu/ela/nós/eles e o contexto da figura.

**Critério de seleção**  (**Prancha 30**)
1. EU... Organizar a frase fazendo a concordância com o pronome na primeira pessoa do singular (eu sou, eu faço, eu estou, etc.).
2. ELA... Organizar uma frase fazendo a concordância com o pronome na terceira pessoa do singular e no gênero feminino (ela é, ela faz, ela está, etc.).
3. NÓS... Organizar uma frase fazendo a concordância com o pronome na primeira pessoa do plural (nós somos, nós fazemos, nós estamos, etc.).
4. ELES... Organizar uma frase fazendo a concordância com o pronome na terceira pessoa do plural e no gênero masculino (eles são, eles fazem, eles estão, etc.).

Modo de entrada do estímulo: auditivo e visual.
Modo de saída da resposta: oral.

## CRIAÇÃO DE FRASES COM O ESTÍMULO DADO

**Finalidade**  A ideia da prova é saber se existe a possibilidade de criar e organizar a linguagem. Para construir as frases a partir de um ou dois estímulos específicos, será necessário saber usar as regras morfossintáxicas (gênero, número, grau, regência, etc.), reter os elementos da formação das frases dadas previamente e combiná-las de forma lógica para que tenham sentido dentro do conceito proposto.

**Critério de seleção**
1. ARTISTA... Organizar uma frase simples usando apenas um elemento: o substantivo.
2. ESCREVER/CARTA... Organizar uma frase usando dois elementos: um substantivo e um verbo.
3. CORRER/CANSAR... Organizar uma frase usando dois verbos.
4. ELE/ESTE/COMPRAR.... Organizar uma frase usando um pronome (ele), um adjetivo demonstrativo (este) e um verbo (comprar). Na frase não há um substantivo o que é um fator mais dificultador.

Modo de entrada do estímulo: auditivo.
Modo de Saída da Resposta: oral.

## DESCRIÇÃO DE IMAGEM

**Finalidade**  Testar a capacidade de descrever o que se passa. Para descrever, terá de haver a evocação de palavras, a nomeação de fatos e objetos, observar os detalhes pertinentes e desprezar os irrelevantes, captar o todo, usar a lógica para que a palavra dita tenha coerência com a figura-estímulo. Para descrever terá de haver também a capacidade de organizar as frases segundo as regras morfossintáxicas da língua.

**Critério de seleção**  **(Prancha 31)**
1-2-3-4 ... Organizar quatro frases visando a descrição de ações com sujeito, verbo e objeto (ler/levar/sentar/brincar). Estas frases seriam num nível mais elevado de linguagem, opondo-se à nomeação de objetos (mesa/pratos/bola/janela/quadro/etc.), considerado um nível elementar da descrição.

Modo de entrada do estímulo: auditivo e visual.
Modo de saída da resposta: oral.

## TRANSPOSIÇÕES LINGUÍSTICAS

As provas de repetição, leitura, cópia, ditada e soletração não foram incluídas no grupo de atividades linguísticas nem da expressão nem da compreensão da linguagem. Tais provas foram agrupadas como transposições linguísticas pelo fato de que constituem um transporte de estímulos que não sofrem alterações de forma e estrutura e por não necessitarem de elaboração mental ao passarem de um canal de entrada sensorial (audição/visão) para um canal de saída diferente do da entrada (gestos motores, manuais ou fonatórios). A repetição, por exemplo, tem um canal de entrada sensorial que é a audição e um canal de saída motor que é a fonação. A palavra a ser repetida não tem de ser alterada na passagem dos canais nem o indivíduo terá de elaborar mentalmente para repeti-la. Evidentemente que as transposições exigem codificação e decodificação entre o canal de entrada e o da saída (senão seria a conhecida "fala de papagaio"). Isto significa que o sujeito terá de ter algum nível de compreensão e retenção para que o transporte se faça. É fato conhecido que nós só conseguimos repetir, copiar, escrever sob ditado e soletrar quando falamos e compreendemos a língua.

A soletração pode ser considerada uma exceção não muito distante das transposições agrupadas no teste, pelo fato da maneira de entrada do estímulo não ser igual ao da saída. Na soletração a entrada é fracionada e a saída integrada, o que não anula o fato de ser uma transposição linguística.

# FICHA TÉCNICA 59

**REPETIÇÃO DE PALAVRAS SIMPLES**

| | |
|---|---|
| **Finalidade** | A repetição é uma transposição audiofonatória que exige um mínimo de compreensão do que foi escutado, exige também percepção auditiva e retenção do estímulo. Os estímulos selecionados são simples para fazerem diferenciação entre a capacidade de repetir e a de reter. Na repetição simples (pelo tamanho das palavras e sua complexidade fonológica) testa-se apenas a possibilidade de repetir, não entrando em conta o fator retenção. |
| **Critério de seleção** | 1. PÁ... Repetição de uma palavra monossilábica bilabial de articulação extremamente simples.<br>2. SOL... Repetição de um monossilábico de articulação mais elaborada que exige sopro expiratório.<br>3. CAFÉ... Repetição de uma palavra bissilábica com acentuação tônica na última sílaba.<br>4. PINHEIRO... Repetição de uma palavra trissilábica nasal/palatal bastante comum na língua (nh).<br>5. MOLHADO... Repetição de uma palavra trissilábica lateral/palatal bastante comum na língua (lh).<br>6. JUVENIL... Repetição de uma palavra trissílabica com terminação bem comum na língua (il).<br><br>Modo de entrada do estímulo: auditivo.<br>Modo de saída da resposta: oral. |

**REPETIÇÃO DE PALAVRAS COMPLEXAS**

**Finalidade**  Esta prova de repetição é considerada complexa pela dificuldade articulatória que apresentam seus estímulos, exigindo uma maior incursão dos músculos fonoarticulatórios e mais agilidade dos órgãos da fala. As palavras escolhidas possuem encontros consonantais complexos que necessitam precisão dos órgãos fonatórios para emiti-los.

**Critério de seleção**
1. GLÓRIA... Palavra bissilábica com dois níveis de complexidade articulatória (gl) e (ria).
2. ABSTRATO... Palavra trissilábica que possui quatro consoantes juntas (bstr) exige incursão complexa dos articuladores (abis/tra/to).
3. NUBLADO... Palavra trissilábica com complexidade articulatória (bla) no meio da palavra.
4. FLAGRANTE... Palavra trissilábica com dois encontros consonantais complexos (fla) e (gran), exige deslocamento rápido dos articuladores.
5. PROPRIEDADE... Palavra de cinco sílabas que apresenta dois encontros consonantais um após o outro (pró) e (pri) muito semelhantes.
6. REFLORESTAMENTO... Palavra longa, com cinco sílabas, que exige encadeamento silábico preciso na sequência.

Modo de entrada do estímulo: auditivo.
Modo de saída da resposta: oral.

# FICHA TÉCNICA

**REPETIÇÃO DE FRASES CURTAS E SIMPLES**

**Finalidade**  A repetição de frases curtas e simples está separada das longas e complexas para diferenciar a possibilidade de repetir da de reter. Para simplesmente repetir terá de haver um mínimo de compreensão, pelo fato que só conseguimos repetir frases longas se compreendemos ou falamos a língua. As frases simples e curtas foram planejadas também para os pacientes com problemas motores na fala e que necessitam de pouca complexidade articulatória para responderem.

**Critério de seleção**
1. TENHO SONO... É pedida a repetição de uma frase bem curta e afirmativa.
2. AGORA ELA VAI SAIR... Repetição de uma frase sem substantivo.
3. VOCÊ QUER CHOCOLATE QUENTE?... Repetição de uma frase interrogativa e que exige o uso da prosódia.

Modo de entrada do estímulo: auditivo.
Modo de saída da resposta: oral.

**REPETIÇÃO DE FRASES LONGAS E COMPLEXAS**

**Finalidade**  A repetição de frases longas exige não só a memória como a retenção. É necessário ter também conhecimentos sobre a estrutura da língua, ou seja, a compreensão daquilo que está sendo pedido para se repetir.

**Critério de seleção**

1. NÃO GOSTO DE ACORDAR CEDO AOS DOMINGOS... Repetição de uma frase negativa e pessoal (eu não gosto). Se houver muito egocentrismo poderá acontecer de a pessoa não conseguir repetir a frase se tal pessoa gostar de acordar cedo aos domingos.
2. O ARTIGO FOI ESCRITO PELO EXCELENTE JORNALISTA... Repetição de uma frase na voz passiva. Pode acontecer que pessoas com problemas na expressão do tipo agramatismo tenham dificuldades na repetição desta frase.
3. AMANHÃ, SE NÃO CHOVER, ENCONTRAREI VOCÊ AO SAIR DO TRABALHO... Repetição de uma frase com um aposto, um condicional (se) e com apenas um substantivo (trabalho).

Modo de entrada do estímulo: auditivo.
Modo de saída da resposta: oral.

# FICHA TÉCNICA

**LEITURA DE LETRAS EM VOZ ALTA**

**Finalidade**  A leitura é uma transposição visofonatória que exige a ligação íntegra entre o reconhecimento visual e a verbalização do estímulo lido. Para o reconhecimento visual é necessário haver a codificação do símbolo escrito que o indivíduo aprendeu em alguma época do passado. Para a verbalização é necessária a decodificação do que foi já aprendido em conexão com uma correta expressão verbal (sem substituições). Reconhecer o estímulo, mas verbalizar erradamente ou vice-versa poderá significar conexões não totalmente íntegras e neste caso o indivíduo poderá ler e não compreender ou compreender mas não poderá ler em voz alta.

**Critério de seleção**

(**Prancha 32**)
1. (p)... Leitura de uma letra com o mesmo ponto articulatório e com som semelhante de outra na prancha (b).
2. (b)... Letra com o mesmo ponto articulatório e com som semelhante de outra na prancha (p).
3. (f)... Letra com forma visual semelhante à outra na prancha (r).
4. (r)... Letra de forma visual semelhante à outra na prancha (f).
5. (o)... Leitura de uma vogal fechada.
6. (a)... Leitura de uma vogal aberta.

Modo de entrada do estímulo: visual.
Modo de saída da resposta: oral.

| | |
|---|---|
| **LEITURA DE SÍLABAS EM VOZ ALTA** | |
| Finalidade | Saber da capacidade de decodificar uma parte do todo. Implica na percepção da unidade menor da linguagem. Pode acontecer de não ser possível tal leitura pelo fato de a sílaba isolada não ter um significado imediato, nesse caso, formando um logatoma (palavra sem sentido). |
| Critério de seleção | (Prancha 33)<br>1. DE... Sílaba muito comum na língua, palavra de ligação gramatical.<br>2. TI... Sílaba sem encontro consonantal que faz confusão com outra na prancha (TRA).<br>3. NA... Sílaba comum na língua, também palavra de ligação (preposição).<br>4. TRA... Sílaba com encontro consonantal de articulação complexa.<br>5. ES... Sílaba com inversão vogal-consoante.<br>6. FLA... Sílaba com encontro consonantal de articulação complexa.<br><br>Modo de entrada do estímulo: visual.<br>Modo de saída da resposta: oral. |

# FICHA TÉCNICA 65

**LEITURA DE RÓTULOS**

**Finalidade**  Palavras rotuladas são aquelas bombardeadas constantemente no dia a dia das pessoas pelos canais de comunicação para multidões. Geralmente são palavras simbólicas de placas de sinalização ou são de propaganda intensa e por essa razão estão ligadas fortemente à percepção visual e auditiva. Os rótulos, por terem forte ligação com uma figura, um símbolo ou um bem de consumo, podem proporcionar leitura incidental.

**Critério de seleção**  (**Prancha 34**)
1. COCA-COLA... Conhecida mundialmente pela sua forma visual e pelo marketing feito em torno de seu consumo.
2. ORDEM E PROGRESSO... Leitura de um símbolo da pátria que na prancha está colocado dentro do seu contexto (o desenho da bandeira). Desperta laço afetivo.
3. McDONALD'S... Leitura de um bem de consumo conhecido pelo seu logotipo. A sua leitura é mais difícil por causa da maneira como a palavra está escrita.

Modo de entrada do estímulo: visual.
Modo de saída da resposta: oral.

| | |
|---|---|
| **LEITURA DE PALAVRAS** | |
| Finalidade | A leitura de palavras implica a união do símbolo visual e a sua imediata conexão com um símbolo já codificado no passado. A leitura de palavras é feita pelo processo de análise e síntese. A leitura de palavras sem sentido implica alto reconhecimento visual e acesso íntegro ao léxico interno. |
| Critério de seleção | (Prancha 35)<br>1. SINO... Leitura de uma palavra bissilábica simples.<br>2. MODELO... Leitura de uma palavra trissilábica.<br>3. BANANA... Leitura de uma palavra que contém uma reduplicação silábica (nana), fazendo confusão visual.<br>4. ESCOLHA... Leitura de uma palavra com inversão consoante-vogal (es) e de uma palavra abstrata.<br>5. COMUM... Leitura de uma palavra que faz confusão visual por reduplicar uma letra (m) que fica entre outra muito semelhante se invertida (u).<br>6. CONTRÁRIO... Leitura de uma palavra de encontro consonantal e de articulação complexa.<br>7. CLOGAMI.<br>8. PUQUILU<br><br>Modo de entrada do estímulo: visual.<br>Modo de saída da resposta: oral. |

# FICHA TÉCNICA

## LEITURA DE FRASES-TEXTO

**Finalidade**  Ler um texto implica conseguir seguir visualmente as palavras unindo-as num todo que tenham sentido. Foram divididas em frases soltas, mas que fazem conexão entre si. Isto torna possível avaliar-se duas capacidades ao mesmo tempo: ler frases e ler um texto.

**Critério de seleção**  (**Prancha 36**)
1. NO PRÓXIMO FIM DE SEMANA...
2. NÓS IREMOS VISITÁ-LA... Frase sem substantivo.
3. PENSANDO EM APROVEITAR... Uso de dois verbos.
4. AS DELÍCIAS DA SERRA... Frase sem verbo.

Modo de entrada do estímulo: visual.
Modo de saída da resposta: oral.

## CÓPIA DE LETRAS

**Finalidade**  A cópia é uma transposição visogestual. Necessita de um mínimo de compreensão do que é visto para que haja a reprodução imediata; nós só somos capazes de copiar longas e complexas frases na língua que falamos e compreendemos. Quando não há compreensão a cópia costuma ser servil, isto é, um simples desenho da letra. Entre a leitura e a cópia existe diferentes canais de entrada e saída e, por isso, o indivíduo poderá ser capaz de copiar e não poder ler o que copiou ou poderá ler e não conseguir copiar.

**Critério de seleção**  (**Prancha 37**)
1. (M)... Letra com movimento contínuo.
2. (T).... Letra cortada em cima.
3. (S).... Letra com movimento sinuoso.
4. (H)... Letra cortada no meio.
5. (F).... Letra que se confunde com outra da prancha (R).
6. (R).... Letra de movimento contínuo e parecida com outra da prancha (F).

Modo de entrada do estímulo: visual.
Modo de saída da resposta: gestos motores.

| CÓPIA DE PALAVRAS | |
|---|---|
| **Finalidade** | A cópia de palavras funciona de forma diferente da cópia de letras porque o que se visa não é mais tanto a forma visual a ser copiada, mas o todo com seu significado ou o sentido da palavra. Se não houver um mínimo de compreensão das letras que se juntam sintetizando as palavras a cópia será servil ou um simples desenho. |
| **Critério de seleção** | **(Prancha 38)**<br>1. LUA... Palavra monossilábica com um ditongo (ua).<br>2. JARRO... Palavra dissilábica com letra em duplicata (rr).<br>3. GENERAL... Palavra trissilábica com terminação comum na língua (al).<br>4. BISCOITO... Palavra com um encontro consonantal de articulação complexa (sc), com um ditongo (oi) e que se usa sempre com as mesmas vogais (o) e (i).<br><br>Modo de entrada do estímulo: visual.<br>Modo de saída da resposta: gestos motores. |

| CÓPIA DE FRASE | |
|---|---|
| **Finalidade** | Saber da possibilidade de encadear uma sentença, já que a capacidade de copiar isoladamente foi testada na cópia de palavras. |
| **Critério de seleção** | **(Prancha 39)**<br>1. AS FRUTAS CONTÊM VITAMINAS... A frase foi escolhida por ser afirmativa e conter um acento tônico (contêm).<br><br>Modo de entrada do estímulo: visual.<br>Modo de saída da resposta: gestos motores. |

# FICHA TÉCNICA

## CÓPIA DE MEMÓRIA

**Finalidade**  Procura-se nesta prova saber se há a fixação visual com material simbólico. Se não houver uma decodificação imediata da palavra mostrada não haverá a possibilidade de reproduzi-la.

**Critério de seleção**  **(Prancha 40)**
1. VOLTA... Palavra abstrata e com um encontro consonantal pouco comum na língua (lt).
2. CINEMA... Palavra que confunde pela semelhança visual que apresenta (ne) e (ma).

Modo de entrada do estímulo: visual.
Modo de saída da resposta: gestos motores.

## CÓPIA DE NÚMEROS

**Finalidade**  A cópia de números funciona de forma diferente da de letras e palavras. Os números são muito mais automatizados, pois costumam ser usados sempre na mesma sequência. Dificuldade na cópia de palavras não significa necessariamente que haverá o mesmo problema com os números.

**Critério de seleção**  **(Prancha 41)**
1. 8... Possui apenas um algarismo numa prancha onde todos os algarismos estão presentes (de 0 a 9).
2. 56... Possui dois algarismos.
3. 470... Com três algarismos.
4. 2.391... Com quatro algarismos.

Modo de entrada do estímulo: visual.
Modo de saída da resposta: gestos motores.

## DITADO DE LETRAS

**Finalidade**  O ditado é uma transposição audiogestual. Exige a integração da decodificação auditiva e a codificação motora/gestual. A recepção se faz em dois níveis: audibilidade (audição) e percepção (discriminação). Dissociações poderão ocorrer; a pessoa poderá conseguir escrever a letra isolada e não conseguir escrever palavras ou então não conseguirá ler o que escreveu.

**Critério de seleção**
1. P... Semelhança no som com outra letra do ditado (B).
2. E... Semelhança na forma com outra letra do ditado (F).
3. F... Semelhança na forma com outra letra do ditado (E).
4. B... Semelhança no som com outra letra do ditado (P).

Modo de entrada do estímulo: auditivo.
Modo de saída da resposta: gestos motores.

## DITADO DE PALAVRAS

**Finalidade**  Saber da possibilidade de fazer a síntese a partir das partes. Difere do ditado de letras pelo fato de haver um significado ou um conceito ligado ao som da palavra ditada, o que poderá desencadear uma adivinhação ou um reconhecimento do estímulo. O ditado de palavras e frases exige compreensão já que só escrevemos sob ditado se conhecermos e compreendermos a língua.

**Critério de seleção**
1. SOL... Ditado de palavra monossilábica.
2. PERA... Ditado de palavra bissilábica simples
3. FÓSFORO... Ditado de palavra trissilábica com duplicação de sílaba /fo/e acento tônico na primeira sílaba.
4. ESPETÁCULO... Ditado de palavra polissilábica com um encontro consonantal de articulação complexa (sp) e acentuação tônica na sílaba do meio (tá).

Modo de entrada do estímulo: auditivo.
Modo de saída da resposta: gestos motores.

## DITADO DE FRASES-TEXTO

**Finalidade**  As provas de ditado de frases isoladas e de texto foram unificadas, isto porque se não houver a possibilidade de escrever as frases não haverá a de fazer o ditado de texto. Por serem duas provas independentes numa só e por haver sempre a possibilidade da pessoa testada conseguir escrever a frase e não conseguir a unidade maior que é o texto, a contagem de pontos é dada de acordo com as frases que fazem parte de um texto com sequência. O ditado de frases-texto exige compreensão.

**Critério de seleção**
1. DURANTE AS FÉRIAS... Ausência de um verbo e presença de um advérbio.
2. MUITA GENTE GOSTA... Frase com um sujeito e um verbo.
3. DE VIAJAR... Verbo no infinitivo sem sujeito.
4. PARA AS MONTANHAS... Frase sem sujeito, sem verbo e com uma preposição (para).

Modo de entrada do estímulo: auditivo.
Modo de saída da resposta: gestos motores.

| | |
|---|---|
| **SOLETRAÇÃO AUDIOVISUAL** | |
| **Finalidade** | A soletração é uma transposição que usa muitos canais. Dentre os de entrada podemos ter o visual e o auditivo e dentre os de saída podemos ter o gestual e o fonatório. Basicamente a soletração constitui o processo cerebral de análise e síntese, em que o todo simbólico é dividido em partes e as partes juntadas novamente no todo. Na soletração audiovisual a pessoa escuta as letras (partes) que formam a palavra (todo) e deve procurá-la no meio de outras que estão na prancha e que possuem semelhanças formais e auditivas. Nesse tipo de soletração é feita uma análise auditiva e uma síntese visual por gestos motores. |
| **Critério de seleção** | **(Prancha 42)**<br>1. P - A - T - O... Letras ouvidas e procura entre outras na prancha que possuem semelhança formal (mesma terminação /ato/, variedade semântica (animais, planta, palavra abstrata) e semelhança fonológica (pato - gato - mato - fato).<br>2. G - A - T - O... Letras ouvidas e procura entre outras na prancha que possuem semelhança formal, variedade semântica e semelhança fonológica. A escolha do segundo estímulo tem a finalidade de confirmar se a resposta anterior não foi ao azar.<br>3. F – A – T – O... Letras ouvidas e procura entre outras na prancha que possuem semelhança formal, variedade semântica e semelhança fonológica.<br><br>Modo de entrada do estímulo: auditivo e em partes.<br>Modo de saída da resposta: gestual (apontar). |

# FICHA TÉCNICA

## SOLETRAÇÃO AUDIOGRÁFICA

**Finalidade**  No processo audiográfico a pessoa escuta a parte que forma o todo e deve escrevê-la em seguida fazendo uma síntese motora (gráfica). Nesse caso a análise é auditiva, e a síntese é gestográfica.

**Critério de seleção**
1. L - E - I - T - E... Palavra com ditongo (ei).
2. P - A - R - Q - U - E... Palavra com encontro consonantal pouco comum na língua (rq).

Modo de entrada do estímulo: auditivo (partes).
Modo de saída da resposta: gestos motores.

## SOLETRAÇÃO AUDIOVISOMOTORA

**Finalidade**  No processo audiovisomotor a pessoa escuta uma palavra e deve procurar juntar as letras colocadas na sua frente a fim de organizá-las para formar a sequência de sons da palavra ouvida. Nesta prova é feita uma análise auditiva e, em seguida, uma síntese visual utilizando-se de gestos motores. Nas letras para seleção sobram duas e três letras que não pertencem à palavra escutada.

**Critério de seleção**
**(Pranchas 43 e 44 – para recortar)**
1. FITA... Uma palavra simples e um estímulo curto.
2. VENTILADOR... Uma palavra mais complexa e um estímulo longo.

Modo de entrada do estímulo: auditivo e visual.
Modo de saída da resposta: gestual.

## CAPACIDADE DE ORGANIZAÇÃO METAFÓRICA

**Finalidade**  O que se visa com essa prova é saber se há a capacidade de selecionar os constituintes que devem ser combinados e integrados no contexto para que ele faça sentido e esteja de acordo com as regras da língua. Em psicolinguística a organização metafórica é considerada uma operação analítica que é seguida de síntese. Metáfora é quando a significação da palavra é substituída por outra em virtude da semelhança subentendida.

**Critério de seleção**  (**Prancha 45 – para recortar**)
1. (NO - VERÃO - OS - DIAS - SÃO - MAIS - LONGOS) ou (OS - DIAS - SÃO - MAIS - LONGOS - NO - VERÃO) ou (OS - DIAS - NO - VERÃO - SÃO - MAIS - LONGOS) ou (SÃO - MAIS - LONGOS - OS - DIAS - NO - VERÃO)... Essas palavras foram escolhidas por permitir várias opções, seleções e possibilidades de formar frases.

Modo de entrada do estímulo: visual.
Modo de saída da resposta: gestual.

## AUTOMATISMOS DA ESCRITA

**ASSINATURA**

**Finalidade**  A assinatura tem como base um conhecimento intuitivo e automático. Às vezes ela pode ser das provas escritas a única possibilidade do sujeito testado. Certas pessoas podem desenhar a assinatura o que muitas vezes indica poucos hábitos de escrever ou então pouca alfabetização.

**Critério de seleção**  **Ordem:**
ESCREVA SEU NOME TODO... A ordem é dada pedindo-se a assinatura do nome por inteiro, mas dependendo do caso poderá ser aceito apenas o primeiro nome.

Modo de entrada do estímulo: auditivo.
Modo de saída da resposta: gestos motores.

## NUMERAÇÃO

**Finalidade**  Escrever a série dos números implica numa memorização de algo já fixado no passado que foi sempre usado na mesma sequência. É automático por não exigir elaboração nem criatividade.

**Critério de seleção**  **Ordem:**
ESCREVA OS NÚMEROS DE 1 A 10... É pedida a série básica de algarismos já que a partir daí, em situação de aprendizagem, eles irão se repetir sucessivamente.

Modo de entrada do estímulo: auditivo.
Modo de saída da resposta: gestos motores.

## ALFABETO

**Finalidade**  Escrever as letras do alfabeto segue o mesmo critério dos números, implica a memorização de uma série que sempre foi usada na mesma sequência. A automatização irá depender muito do grau de alfabetização do indivíduo, assim como de seus hábitos literários anteriores.

**Critério de seleção**  **Ordem:**
ESCREVA O ALFABETO DE (A) a (J)... É pedida a sequência do alfabeto apenas até (j). Se o indivíduo não consegue escrever as primeiras letras do alfabeto, que são as mais automatizadas, será pouco provável que consiga o resto da série. Além do mais, ganha-se tempo e evita-se, assim, cansar a pessoa testada no final do teste.

Modo de entrada do estímulo: auditivo.
Modo de saída da resposta: gestos motores.

## LINGUAGEM ESCRITA ASSOCIATIVA

**COMPLETAR FRASES ESCRITAS**

**Finalidade**  Para completar as frases será necessário usar a elaboração mental dentro de um contexto muito mais automático do que criativo. Para completar as frases é necessária uma associação íntima entre o estímulo inicial e a sua finalização, sendo inclusive necessário o raciocínio, a lógica e a compreensão linguística do que está sendo pedido.

**Critério de seleção**

(**Prancha 46**)
1. O PADEIRO FABRICA O... Escolha dentro de muitas opções (pão, brioche, biscoito, rosca etc.)
2. OLHO AS HORAS NO... Frase que comporta apenas uma opção (relógio).
3. QUANDO ESCURECE ACENDEMOS AS... Frase com apenas duas opções mas que necessita de concordância de número (as luzes ou as velas).
4. ÁGUA MOLE EM PEDRA DURA TANTO BATE... Frase oriunda de um ditado popular muito conhecido no país que fica, neste caso, tendo muita carga automática (até que fura).

Modo de entrada do estímulo: visual.
Modo de saída da resposta: gestos motores.

## COMPREENSÃO DA LINGUAGEM ESCRITA

| | |
|---|---|
| **IDENTIFICAÇÃO DE LETRAS** | |
| **Finalidade** | A prova visa saber se há a compreensão dos símbolos escritos na sua forma mais elementar; a letra. Através desta prova fica-se sabendo se há associação entre o significado escrito e significante oral que foi dito. O indivíduo testado poderá ler a letra e não identificá-la misturada a outras se houver uma dissociação entre a expressão e a compreensão da leitura ou poucos hábitos de leitura. A escolha de uma letra e a exclusão de outra não implica no uso do raciocínio, mas só da decodificação do símbolo. |
| **Critério de seleção** | **(Prancha 47)**<br>1. M... Escolha de uma letra que tem som e forma semelhante a outra na prancha (N).<br>2. N... Letra semelhante a anterior no som e na forma (M).<br>3. T... escolha de uma letra com som semelhante à outra na prancha (D).<br>4. D... Letra semelhante à anterior no som (T).<br>5. Q... Escolha de uma letra que tem semelhança à outra na prancha com o mesmo som e mesma forma (G).<br>6. G... Letra semelhante à anterior no som e na forma (Q).<br><br>Modo de entrada do estímulo: auditivo.<br>Modo de saída da resposta: gestual. |

| | |
|---|---|
| **IDENTIFICAÇÃO DE PALAVRAS** | |
| **Finalidade** | A ideia é pesquisar a compreensão das palavras escritas. Para poder identificar, a pessoa testada deverá ler a palavra, compreender o que leu e selecionar a figura que corresponde ao que foi lido. A prova está inserida num contexto que junta figuras associadas entre si que possuem diferenças mínimas: mamão, morango, maçã, melancia. A figura e o cartão escrito (banana) não pertencem à série de mesmo som mas pertencem ao mesmo campo semântico. O fato de haver necessidade de selecionar certo estímulo e excluir outro torna necessário além da compreensão da escrita o uso do raciocínio. |
| **Critério de seleção** | **(Prancha 48 e recortar a prancha 49)**<br>1. MAMÃO... Palavra com o mesmo som inicial (M) dentro de uma prancha onde todos pertencem ao mesmo campo semântico (são frutas) e começam com (M).<br>2. MORANGO... Palavra com o mesmo som inicial (M) dentro de uma prancha onde todos pertencem ao mesmo campo semântico.<br>3. MAÇÃ... Palavra com o mesmo som inicial (M) dentro de uma prancha onde todos pertencem ao mesmo campo semântico.<br>4. MELANCIA... Palavra com o mesmo som inicial (M) dentro de uma prancha onde todos pertencem ao mesmo campo semântico.<br><br>**(Prancha 50 e recortar a prancha 51)**<br>5. BONECA... Palavra com o mesmo som final (ECA) dentro de uma prancha onde todos pertencem ao mesmo campo fonológico, terminam por (ECA). Na prancha há um estímulo (CANETA) com final semelhante (ETA) mas que não é pedida sua identificação.<br>6. PETECA... Palavra com o mesmo som final (ECA) dentro de uma prancha onde todos pertencem ao mesmo campo fonológico.<br>7. CANECA... Palavra com o mesmo som final (ECA) dentro de uma prancha onde todos pertencem ao mesmo campo fonológico.<br>8. CARECA... Palavra com o mesmo som final (ECA) dentro de uma prancha onde todos pertencem ao mesmo campo fonológico.<br><br>Modo de entrada do estímulo: visual.<br>Modo de saída da resposta: visogestual. |

# FICHA TÉCNICA

## IDENTIFICAÇÃO DE FRASES

**Finalidade**  A prova visa saber se há a compreensão de frases escritas. Para ler as frases terá de haver um primeiro estágio de decodificação do significado do conjunto, seguindo-se depois a procura e escolha de uma figura que se encaixa no que está proposto na frase escrita. Na seleção da figura mais apropriada poderá haver confusões e conflitos já que os estímulos são semelhantes. O uso do raciocínio nesta etapa de seleção será necessário, já que as frases escolhidas como estímulo possuem semelhança fonológica (final igual/eira/) e individualmente já que no mesmo cartão para leitura existem estímulos que são parecidos como por exemplo: sop a/sop eira. Na prancha existe um estímulo (chaleira) que não terá cartão a parear. As cinco figuras da prancha são objetos de cozinha e ligadas a alimentação.

**Critério de seleção**  (**Prancha 52 e recortar a prancha 53**)

1. A SOPEIRA PARA A SOPA... Escolha de uma frase que tem semelhança inclusa (sopa/sopeira) e de forma exclusa aparece em outros cartões para ler (fruteira, batedeira, frigideira além de um estímulo que não tem frase correspondente; chaleira).

2. A FRUTEIRA PARA AS FRUTAS... Escolha de uma frase que tem semelhança inclusa (fruta/fruteira) e exclusa em outros cartões para ler (sopeira, batedeira, frigideira).

3. A BATEDEIRA PARA BATER... Escolha de uma frase com semelhança inclusa (bater/batedeira) e exclusa em outros cartões para ler (sopeira, fruteira, frigideira).

4. A FRIGIDEIRA PARA FRITAR... Escolha de uma frase que tem semelhança inclusa (fritar/frigideira) e exclusa em outros cartões para ler (sopeira, fruteira, batedeira).

Modo de entrada do estímulo: visual.
Modo de saída da resposta: visogestual.

| COMPREENSÃO DE FRASES COM CONCEITOS TEMPORAIS | |
|---|---|
| **Finalidade** | Saber se existe na compreensão da linguagem o conceito de espaço. Para parear os cartões no lugar correto terá de haver a leitura de todos os cartões, retenção na memória dos seus conceitos, organização e raciocínio para poder identificar um conceito isolado excluindo outro inapropriado. O fato de que o contexto é sempre o mesmo (maçã, cesta e mesa) constitui um elemento dificultador. |
| **Critério de seleção** | **(Prancha 54 e recortar a prancha 55)**<br>1. EMBAIXO... Testa o conceito (embaixo) contrastando com outro cartão que possui as palavras em cima.<br>2. AO LADO... Testa o conceito (ao lado) junto a outro cartão que possui a palavra dentro.<br>3. DENTRO... Testa o conceito (dentro) junto a outro cartão com a palavra ao lado.<br>4. EM CIMA... Testa o conceito (em cima) junto a outro cartão que possui as palavras embaixo.<br><br>Modo de entrada do estímulo: visual.<br>Modo de saída da resposta: visogestual. |

# FICHA TÉCNICA

## COMPREENSÃO DE NÚMEROS

**Finalidade**

Saber se existe a compreensão dos números, isto é, a junção do significante (o nome do número) com o seu significado (o seu símbolo escrito). Os polos oral/escrito podem estar dissociados; o indivíduo sendo testado poderá escrever e ler bem os números e não conseguir reconhecê-lo ao escutar seu nome. A numeração funciona de forma diferente das letras. Sua simbolização é muito mais marcada por automatismos do que as letras, pois seu uso é muito mais constante (manipulação do dinheiro). É comum pessoas semi-analfabetas saberem lidar razoavelmente bem com os números, mas terem dificuldades em identificar as letras. Na prancha de seleção existem algarismos com unidade, dezena, centena, milhar e dois números não enunciados (56 e 491).

**Critério de seleção**

(**Prancha 56**)

1. 88... Testar a dezena reduplicada.
2. 320... Testar a centena.
3. 6... Testar a unidade.
4. 1.374... Testar o milhar.

Modo de entrada do estímulo: auditivo.
Modo de saída da resposta: gestual.

## COMPREENSÃO E RACIOCÍNIO DA LINGUAGEM ESCRITA

**COMPREENSÃO DE QUESTIONÁRIO ESCRITO**

**Finalidade** — Para poder compreender o questionário a pessoa terá de ler a pergunta, captar o seu conteúdo, reter na memória a pergunta feita e ser capaz de escolher uma resposta, usando o raciocínio lógico, dentre as opções apresentadas. As perguntas selecionadas necessitam de conhecimentos de categorias, classes e cultura geral.

**Critério de seleção**

(Prancha 57)
1. QUAL DESSES É O NOME DE UMA FRUTA?... Escolha de uma categoria dentro das opções oferecidas: feijão (um cereal), queijo (um laticínio) e caju (uma fruta).
2. QUAL DESSES É LÍQUIDO?... Escolha de uma palavra dentro de opções com conceitos diferentes oferecidos: leite (líquido), açúcar (pó) e batata (sólido).
3. QUAL DESSES É O NOME DE UM MÓVEL?... Escolha de uma categoria dentro das opções oferecidas que possuem semelhança fonológica e formal entre si (sopeira, cadeira, chaleira).
4. EM QUE CONTINENTE FICA O BRASIL?... Escolha num contexto onde há semelhança visual entre os estímulos gráficos (América do Norte, América Central e América do Sul). Exige um mínimo conhecimento de cultura geral.

Modo de entrada do estímulo: visual.
Modo de saída da resposta: oral e/ou gestual.

# FICHA TÉCNICA

**COMPREENSÃO DE TEXTO LIDO**

**Finalidade**  A prova exige que a pessoa compreenda um conjunto de informações fornecidas de maneira escrita. Para compreender terá de haver a decodificação inicial das palavras, inseri-las num conjunto que faça sentido, retenção na memória dos significados lidos para haver a seleção da resposta apropriada posteriormente. A escolha da resposta exigirá o uso do raciocínio a fim de que a resposta dada se encaixe na pergunta feita. O texto a ler está na prancha.

**Critério de seleção**  **(Prancha 58 – para ler)**
1. O QUE ACONTECEU EM SÃO JOAQUIM?... A pergunta tem um valor circunstancial (o quê?).
2. FOI EM QUE MÊS E EM QUE ANO?... A pergunta tem um valor seletivo de temporalidade (em quê?).
3. O QUE VEIO PRIMEIRO: A CHUVA OU O VENTO?... A pergunta tem um valor de escolha entre dois estímulos (esse ou aquele?). Testa também a compreensão de termos gramaticais como: de repente, logo depois, sem ninguém esperar.
4. QUANTAS PESSOAS FICARAM DESABRIGADAS?... A pergunta tem um valor numérico (quantas?). Testa também o conhecimento do termo gramatical: mais de.
5. HOUVE MORTOS?... A pergunta tem valor de observação (aconteceu ou não). Testa também a compreensão de uma frase negativa: não chegou a haver.

Modo de entrada do estímulo: visual e auditivo.
Modo de saída da resposta: oral ou gestual.

**EXPRESSÃO DA LINGUAGEM ESCRITA**

| | |
|---|---|
| **COMPREENSÃO DE ORDEM ESCRITA** | |
| **Finalidade** | Verificar se a pessoa compreende o que está escrito, neste caso, ela executa a ordem corretamente. |
| **Critério de seleção** | **(Prancha 59 com a ordem, mais a prancha 24 – recortada)**<br>1. COLOQUE O QUADRADO GRANDE NA FRENTE DO CÍRCULO PEQUENO.<br>2. COLOQUE O QUADRADO GRANDE E O CÍRCULO PEQUENO EM CIMA DO QUADRADO PEQUENO.<br><br>Modo de entrada do estímulo: visual.<br>Modo de saída da resposta: gestual. |

# FICHA TÉCNICA

**NOMEAÇÃO ESCRITA**

**Finalidade**  A nomeação difere da escrita associativa pelo fato de que para evocar e nomear de forma gráfica é necessário algum nível de elaboração mental além da escolha de um nome entre outros que vêm à memória. A prova não exige a construção gramatical, apenas elaboração ortográfica. A nomeação escrita pode ser considerada a etapa mais elementar da expressão escrita com relação à organização linguística.

**Critério de seleção**

(**Prancha 60**)
1. UVA... Palavra fácil (VCV - vogal - consoante - vogal) de duas sílabas.
2. CHAVE... Palavra de duas sílabas, mas que contém um dígrafo (ch - duas letras para representar um fonema só), CCVCV.
3. SAPATO... Palavra de três sílabas; considerado estímulo fácil, CVCVCV.
4. ÓCULOS... Palavra de três sílabas proparoxítona (acentuação tônica na antepenúltima sílaba), VCVCVC.

(**Prancha 61**)
5. RELÓGIO... Palavra de três sílabas com acentuação paroxítona.
6. TELEFONE... Palavra com quatro sílabas; considerado um estímulo longo, mas pouco complexo.
7. XÍCARA... Palavra com três sílabas que contém uma confusão fonética.
8. LIQUIDIFICADOR... Palavra com seis sílabas que constitui um estímulo longo e complexo.

Modo de entrada do estímulo: visual
Modo de saída da resposta: gestos motores

| | |
|---|---|
| **EVOCAÇÃO ESCRITA** | |
| **Finalidade** | A evocação escrita difere da evocação oral pelo fato de na escrita haver necessidade de verbalização e por ter-se mais disponibilidade de tempo para evocar. A evocação escrita corresponde a uma organização de nomes que possuem pontos em comum: todos se encontram disponíveis no mesmo lugar. Para evocar terá de haver seleção, nomeação e organização dos gestos motores em sequência. |
| **Critério de seleção** | **Ordem**: <br>1. ESCREVA UMA LISTA DE TRÊS COISAS QUE SE COMPRA NA <u>FEIRA</u>... Oferece a escolha de muitos elementos e material (frutas, legumes, cereais, vegetais etc.). <br>2. ESCREVA UMA LISTA DE TRÊS COISAS QUE SE COMPRA NUMA LOJA DE <u>ROUPA MASCULINA</u>... Restringe a seleção de elementos e terá de haver um raciocínio exclusivo e inclusivo para diferenciar e depois listar só peças de vestuário masculino excluindo o feminino. <br><br>Modo de entrada do estímulo: auditivo. <br>Modo de saída da resposta: gestos motores. |

# FICHA TÉCNICA

**ORGANIZAÇÃO DA LINGUAGEM ESCRITA**

| **ORGANIZAÇÃO SINTÁTICA ESCRITA** | |
|---|---|
| **Finalidade** | Nesta prova há necessidade de redigir uma frase a partir de uma proposição e um contexto dado. Para redigir a frase será necessário usar as regras da gramática (sintaxe e morfologia) a fim de fazer a ligação entre a linguagem interna e a proposição visual dada que pede a concordância de gênero (ele/ela) e número (nós/eles). |
| **Critério de seleção** | **(Prancha 62)**<br>1. EU... Pronome na primeira pessoa do singular.<br>2. ELA... Pronome da terceira pessoa do singular e no gênero feminino.<br>3. NÓS... Pronome na primeira pessoa do plural.<br>4. ELES... Pronome na terceira pessoa do plural e no gênero masculino.<br><br>Modo de entrada do estímulo: visual.<br>Modo de saída da resposta: gestos motores. |

| **CRIAÇÃO DE FRASES ESCRITAS** | |
|---|---|
| **Finalidade** | Para criar as frases será necessário a capacidade de organização da linguagem usando os conhecimentos das regras morfossintáxicas. Além disso, será necessário reter os elementos da formação das frases, dados previamente pelo examinador, selecionar de forma lógica e ter o conceito da palavra chave. |
| **Critério de seleção** | 1. ÁRVORE... Um estímulo só (substantivo).<br>2. AMIGO/GOSTAR... Dois estímulos (um verbo e um substantivo), além De conter uma carga afetiva.<br><br>Modo de entrada do estímulo: visual.<br>Modo de saída da resposta: gestos motores. |

| | |
|---|---|
| **SÍNTESE ESCRITA** | |
| **Finalidade** | A prova visa saber se há a capacidade de síntese na linguagem escrita além da possibilidade de estruturá-la. A presença de um tema dado visualmente limita a criatividade, exigindo a necessidade da pessoa contar a história restringindo-se à movimentação que a figura oferece. Para escrever as duas frases pedidas haverá evocação, nomeação de personagens e ações, lógica e coerência para que seja possível exprimir certos detalhes e desprezar outros fazendo a síntese. Será necessário usar também a combinação das regras morfossintáxicas. |
| **Critério de seleção** | **(Prancha 63)** ESCREVA DUAS (2) FRASES SOBRE A FIGURA... A figura-estímulo foi escolhida por conter muita movimentação e haver detalhes em vários locais diferentes.<br><br>Modo de entrada do estímulo: visual.<br>Modo de saída da resposta: gestos motores. |

# Capítulo 5

# INSTRUÇÕES PARA APLICAR O TESTE

Este capítulo inclui os termos abreviados utilizados na correção do teste. No CD constam as pranchas do teste, o protocolo para marcação dos resultados e um questionário a ser feito com a família. O fato do protocolo estar separado possibilitará a quem aplica o teste ter a vantagem de poder comparar, através das porcentagens, duas testagens diferentes feitas no mesmo paciente, testagens feitas entre pacientes com a mesma sintomatologia ou com sintomas diferentes, arquivar os casos, coletar dados para pesquisa, etc.

Nas quadrículas pode-se notar que é repetida a todo instante a mesma orientação sobre a pontuação da resposta:

| Tipos de resposta | C | AUT | FAC | E | SR |
|---|---|---|---|---|---|
| Pontos recebidos | 3 | 2 | 1,5 | 0,5 | 0 |

A instrução repetitiva tem por finalidade guiar de maneira bem clara o estudante e/ou estagiário ou pessoas sem prática na testagem da linguagem afásica. Acredito que terapeutas habituados a lidar diariamente com afásicos não necessitam tanto rever as orientações mas, como já foi dito no prefácio, na elaboração do teste houve o cuidado de ser justo e objetivo com o paciente afásico, facilitando suas respostas como também ajudando e facilitando os estudantes e/ou estagiários que estão procurando obter conhecimentos da linguagem afásica, assim também como os profissionais que desejam começar de imediato o trabalho de reabilitação ou realizar uma pesquisa.

## TERMOS ABREVIADOS PARA A ANÁLISE DOS RESULTADOS NA OBSERVAÇÃO

### Abreviações

Na parte de baixo da quadrícula aparece o título "Síntese dos Resultados". As possibilidades de acontecer na linguagem afásica estão abreviadas para dar um feedback individual da qualidade das respostas

*Ñ COMP* = NÃO COMPREENDEU. Quando se percebe que a pessoa testada não compreendeu a ordem ou a pergunta, e é necessário repetir ou explicar a tarefa mais de uma vez.

*LING GEST* = LINGUAGEM GESTUAL. Se a pessoa testada faz gestos apropriados ou não, em vez de responder, apontar ou escrever.

*D ART* = DIFICULDADE ARTICULATÓRIA. É qualquer distorção ou dificuldade em pronunciar um som ou uma palavra, podendo até o som tornar-se irreconhecível. *Exemplos:* SOFÁ / TZOÁ ou MAÇÃ / AÃ.

*D FN* = DESVIO FONÊMICO. É a inversão, adição, omissão ou substituição de um fonema ou de uma sílaba. *Exemplos:* BANANA/BANANANA (adição de sílaba), TELEFONE/TELEONE (omissão de fonema), ESCREVENDO/ ESCRETENDO (substituição de fonema), SABONETE/ SABOTENE (inversão da sílaba).

*D VB* = DESVIO VERBAL. É a substituição de uma palavra por outra que se parece ou se aproxima no conceito ou no som. *Exemplos:* PERA/MAÇÃ (proximidade por classe), MEIA/SAPATO (proximidade por uso), SABONETE/RABANETE (proximidade por som semelhante), CHUVA/SOL (proximidade por oposição).

*AGRAM* = AGRAMATISMO. É a construção de uma frase que está muito reduzida ou gramaticalmente errada, faltando elementos gramaticais. *Exemplos:* Pergunta – O QUE CADA UM ESTÁ FALANDO? – ELES SOLDADOS SÃO para (eles são soldados) ou MENINO BRINCAR CARRINHO para (o menino brinca com o carrinho) ou só JORNAL para (o homem lê o jornal).

*ANOM* = ANOMIA. É quando a pessoa testada não consegue nomear a gravura ou evocar uma ideia ou um conceito. *Exemplos:* LÁPIS/NÃO SEI. HOMEM LENDO O JORNAL/

HOMEM LÊ O ...ou na definição de palavras: VISITAR/É IR A...IR LÁ...

*PERIF* = PERÍFRASE. É contornar a palavra sem conseguir emitir o seu nome, empregando uma frase no lugar da palavra. *Exemplos:* nomear BICICLETA/SERVE PARA PEDALAR. Pergunta: GOSTA MAIS DO INVERNO OU DO VERÃO, resposta: GOSTO MAIS DESSE EM QUE FAZ FRIO.

*JARG* = JARGÃO. É a emissão de uma palavra sem sentido, que não consta do dicionário e que é empregada como se fosse um nome verdadeiro. *Exemplos:* nomear BICICLETA/COLIÇO, ou uma frase escrita, ou dita oralmente, do tipo: O FANTO LÊ O PARAL.

*ESTEREO* = ESTEREOTIPIA. É a repetição constante da mesma palavra ou frase que fica sendo a única possibilidade de linguagem. A frase ou palavra é empregada em toda tentativa de comunicar. *Exemplos:* DIGA O NOME DE QUATRO CORES: ETI ETI ETI ETI, ou DIGA O QUE ACONTECE NA FIGURA: ETI ETI ETI. Na escrita pode ser a repetição do mesmo gesto, como escrever sempre: CA CA, etc.

*ECOL* = ECOLALIA. É a repetição imediata ou retardada da última palavra dita pelo examinador. *Exemplos:* Pergunta – QUEM DÁ O LEITE? Resposta: DÁ O LEITE, ou para a pergunta O QUE CADA UM ESTÁ DIZENDO? Resposta: DIZENDO.

*INCOE* = INCOERÊNCIA. É uma resposta totalmente em desacordo com o estímulo pedido. *Exemplo:* é pedido para definir a palavra visitar, e como resposta o paciente diz: DESPEDAÇAR A FOLHA.

*M DIR* = MÃO DIREITA. A pessoa escreveu com a mão direita.

*M ESQ* = MÃO ESQUERDA. A pessoa escreveu com a mão esquerda.

*PERS* = PERSEVERANÇA. É persistir numa determinada palavra ou tarefa, sem conseguir mudá-la ou realizar a próxima. *Exemplos:* a ordem é contar de 1 a 10, e a resposta é: UM DOIS DOIS DOIS (não consegue continuar a série persistindo no número DOIS)) ou a ordem é repetir a palavra GLÓRIA e a resposta é: GLÓRIA, mas logo em seguida pede-se para repetir a palavra; ABSTRATO e a resposta é GLÓRIA (a palavra GLÓRIA persiste no estímulo seguinte).

*ADIÇ* = ADIÇÃO. É a adição de números, palavras ou frases ao estímulo original. Exemplo: na repetição da frase, ELE BEBE VINHO TINTO repetir ELE BEBE MUITO VINHO TINTO ou na cópia do número 52 copiar 510.

*OMISS* = OMISSÃO. É a omissão de números, palavras ou frases do estímulo original. Exemplo: na leitura da frase/NO PRÓXIMO FIM DE SEMANA, ler: NO FIM DE SEMANA (omissão da palavra PRÓXIMO).

*SUBS* = SUBSTITUIÇÃO. É a substituição de números, palavras ou frases ao estímulo original. Exemplo: ao copiar o número 424, escrever na cópia 242.

*SERV* = SERVIL. É quando a cópia é feita sem automatismo, isto é, a letra ou a palavra é desenhada.

*ILEG* = ILEGÍVEL. É quando não é possível identificar a letra ou palavra escrita.

OUTRO. É qualquer outra situação que não esteja prevista na análise dos resultados.

## SÍNTESE DOS RESULTADOS

Após a testagem dos resultados devem ser somados e colocados na síntese com a finalidade de possibilitar planejamento da terapia. Na página 67 há um exemplo da contagem dos pontos de um item do teste: A Linguagem Coloquial.

Os pontos do paciente devem ser comparados com o total do teste em cada item.

Exemplo:

| Compreensão/expressão da linguagem oral | Pontos do paciente | Total do teste |
| --- | --- | --- |
| Linguagem coloquial | 10 | 18 |
| Linguagem automática | 9 | 9 |
| Linguagem associativa | 16 | 18 |
| Total | 35 | 45 |

# BIBLIOGRAFIA

BARBIZET, J. & DUIZABO, P.H., Manual de Neuropsicologia. São Paulo: Ed. Masson, 1985.
BARTON, M. I., "Disturbances in constructional ability". Cortex 6, p. 19-46, 1970.
BAKER, E., "Diagnosis of Organic Brain Damage in Adult". In Klopfer *et al.*, Developments in the Rorschach Technique. New.York: 1956.
BENTON, Arthur, "Problem of Test Construction in the Field of Aphasia" Cortex 3,
p. 32-58, 1967
BLOOM, Lois e LAHEY, Margareth. Language Development and Language Disorders. New York: John Wiley & Sons, 1978
BOONE, Daniel. "Review of the Porch Index of Communication Ability." In O. K. (ed.) The Seventh Mental Measurements Yearbook. New Jersey: p. 1354-1355, 1977.
BRAIN, R., Speech Disorders. Washington, D.C., Butterworth, 1961.
CHAPEY, Roberta, "Aphasia; a Divergent Semantic Interpretation". Journal of Speech and Hearing Disorders (J.S.H.D.), Washington: v. 42, n. 2, p. 287-295, 1977.
—, Language Intervention Strategies in Adult Aphasia. Baltimore: Williams & Wilkins, 1981
DARLEY, F. L.,"The Efficacy of Language Rehabilitation." J.S.H.D. Washington:
p. 3-21, 1972.
DARLEY, Frederic, "A Retrospective View: Aphasia." Washington: Journal of Speech and Hearing Disorders (JSHD),v.4 n. 2, p. 161-169; 1977.
DUFFY, Robert e ULRICH, Sandra, "A Comparison of Impairments in Verbal Compreension, Speech, Reading and Writing in Adult Aphasics". J.S.R.D., Washington: v. 41, p. 110-119, 1976.
EISENSON, J., "Prognostic factors Related to Language Reabilitation in Aphasics Patients." J.S.H.D., Washington: v. 14, p. 262-264, 1949.
FRENCH, T., The Integration of Behavior, Chicago: Univ. Press, 1952.
GESCHWIND, N., "Varieties in Naming Errors." Cortex 3, p. 97-112, 1967.
GOODGLASS, H., BARTON, M., KAPLAN, E., "Sensory Modality and Object Naming in Aphasia." J.S.H.D. 11,Washington: p. 488-496, 1968.
GOLDSTEIN, K., Language and Language Disturbance. New York: Grune e Straton, 1948.
HEAD, H., Aphasia and Kindred Disorders of Speech. Londres: Cambridge Univ. Press, 1926.
HÉCAEN, H. & ANGELERGUES, R. Patologie du Langage. Paris: Librairie Larousse, 1965.
JAKUBOVICZ, Regina e CUPELLO MEIMBERG, Regina, Introdução à Afasia, Rio de Janeiro: Ed. Revinter, 1881.

JENKINS, J. J., "Further Work in Language in Aphasia." Rev. Psychology 71, p. 87-93, 1964.
KAPLAN, E. y GOODGLASS, H., Evaluation de la afasia y de Transtornos Similares. Buenos Aires: Ed. Panamericana, 1974.
KAPLAN, Edith & GOODGLASS, Harold, Evaluación de la Afasia Y de Transtornos Similares. Buenos Aires: Ed. Panamericana, 1974.
LAHLEY, H. S., Brain Mechanims and Inteligence. Chicago: Univ. Chicago Press, 1928.
LEBRUN, Yvan, Tratado de Afasia. Brasil: Ed. Paramedical, 1983.
LECOURS, André Roch & LHERMITTE, François, L'Aphasie. Montreal-Paris: Flammarion, 1979.
LEISCHNER, Arnold, Afasias y Transtornos del Lenguage. Barcelona: Ed. Salvat, 1982.
LURIA, A. R., Cerebro y Lenguage. Barcelona: Ed. Fontanella, 1974.
—, Cognitive Development; its Cultural and Social Foundation, USA: Harvard Univ. Press, 1974.
—, Fundamentos de Neuropsicologia. São Paulo: Ed. Univ. São Paulo, 1981.
—, Traumatic Aphasia; its Syndromes, Psychology and treatment. The Heague: Ed. Mouton, 1970, 1974.
MARTIM, D. A., "Aphasia testing, a Second Look at the Porch Index of Communication Ability." J.S.H.D. 4, v. 42, p. 547-561, 1977.
MONAKOW, C. (Von), M. R., Introduction Biologique à L'Étude de la Neurologie et Psychopathologie. Paris: Alcan, 1928.
MUMA, J., Language Handbook, Concepts, Assesment, Intervention. New Jersey: Ed. Englewoods Cliffs, Prentice Hall, 1978.
—, Language Handbook, Concepts, Assesment and Intervention. New Jersey: Ed. Englewoods, Prentice Hall, 1978.
MYSAK, Edward D., Pathologies of Speech Systems. Baltimore: The Williams & Wilkins Company, 1976
NIELSEN, J. M., Agnosia, Aphasia and Apraxia, Their Value in Cerebral Localization, New York: Hoeber, 1963.
—, "Spontaneos Recovery from Aphasia." Autopsy Bulletin Los Angeles Neurology Soc. 18, 142,1953.
PENFIELD, W. & ROBERTS, L., Speech and Brain Mechanisms. Princeton: New Jersey, 1959.
PORCH, B. E., "The Porch Index of Communicative Ability." Theory and Development, Consulting Psychologist, v. 1, Palo Alto, California: 1967.
RENZI, E. (de) e VIGNOLO, L. A.,"The Token Test, a sensitive Test to detect receptive disturbances in aphasics." Brain 85, p. 665, 1962.
SAPIR, E., "Communication." In J.P. De Cecco ed. The Psychology of Language Thought and Instruction, New York: Holt Rhinehart and Winston, p. 75-78, 1967.
SERON, Xavier, Aphasie et Neuropsychologie, Approches Therapeutiques. Bruxelas: Ed. Pirre Mardaga, 1979.

SPREEN, O., BENTON, A. L., VAN ALLEN, M. W. "Dissociation of Visual and Tactile Naming on Amnesic Aphasia." Neurology 16, pp. 807-814, 1966.

SCHUELL H., "Clinical Observations on Aphasia." Neurology 4, p. 179- 189, 1954.

SCHUELL, Hildred, Aphasia in Adults: Diagnosis, Prognosis and Treatment. Maryland: Harper & Row, 1975.

TAYLOR, Sarno Martha, Aphasia; Selected Reading. New York: Appleton Century Crofts, 1972.

—, "A measurement of Functional Communication in Aphasia" Archives of Physical Medicine and Rehabilitation, n. 46, p. 101-107, 1965.

WEEPMAM, J. M., "A Conceptual Model for the Process Involved in Recovery from Aphasia." J.S.H.D. 18, Washington: p 4-13, 1953.

—, Recovery from Aphasia.New York:Ronald Press, 1951.

—, "The Relationship Between Self Correction and Recovey from Aphasia." J.S.H.D. 23,Washington, p. 302-305, 1958.

ZACHMAN, L., *et al.* "Test of Problem Solving." Molline III. Linguisystems, 1983.

# ÍNDICE REMISSIVO

Os números acompanhados de um **q** são referentes a Quadros.

## A
Abreviações, 90
Absurdo
 compreensão de, 47
Acalculia, 29
Ações
 denominação de, 51
  critério de seleção, 51
  prancha, 51
  finalidade, 51
Afasia, 1
 de Broca, 28
 de condução, 28
 de Wernicke, 28
 escala de, 11
 ocorrência, 30
 teste de reabilitação das, 1, 33
Afasiologia, 32
Agnosia, 29
Agrafia
 pura, 28
Alfabeto, 75
 critério de seleção, 75
 ordem, 75
 finalidade, 75
Antônimos
 produção de, 49
  critério de seleção, 49
  finalidade, 49
Apraxia, 29
Assinatura, 74
 critério de seleção, 74
 ordem, 74
 finalidade, 74
Autocorreções
 uso das, **26q**
Automatismos
 da escrita, 74

## B
Boston
 teste de, 29

Broca
 afasia de, 28
 expressão de, 1

## C
Campos associativos
 designação de imagens por, 37
 critério de seleção, 37
 pranchas, 37
 finalidade, 37
Classes e categorias
 evocação de, 53
 critério de seleção, 53
 finalidade, 53
Compreensão
 de absurdo, 47
  critério de seleção, 47
  prancha, 47
  finalidade, 47
 de história, 46
  critério de seleção, 46
  pranchas, 46
  finalidade, 46
 de opções sintáticas e
  espaciais, 45
  critério de seleção, 45
  prancha, 45
  finalidade, 45
 de ordens, 48
  critério de seleção, 48
  pranchas, 48
  finalidade, 48
 de utilidade e categorias, 44
  critério de seleção, 44
  prancha, 44
  finalidade, 44
 expressão da linguagem
  oral, 3
 retenção e memória, 42
Comunicação
 uso, 2
Conceitos espaciais
 interpretação de, 40

 critério de seleção, 40
 prancha, 40
 finalidade, 40
Conceitos sintáticos
 interpretação de, 41
 critério de seleção, 41
 prancha, 41
 finalidade, 41
Conteúdo
 cognição, 1

## D
Denominação
 de ações, 51
 de imagens, 50
 de números, 52
  critério de seleção, 52
  prancha, 52
  finalidade, 52
Desvios
 fonêmicos, 7
 verbais, 7
Ditado
 de frases-texto, 71
 de letras, 70
 de palavras, 70

## E
Escrita
 automatismos da, 3, 74
Evocação, 3
 escrita, 86
  critério de seleção, 86
  ordem, 86
  finalidade, 86
Expressão
 da linguagem oral, 49

## F
Ficha técnica, 33-88
Fonemas
 troca de, 8

Forma
  linguística, 1
Frases
  com conceitos temporais
    compreensão de, 80
      critério de seleção, 80
      finalidade, 80
    cópia de, 68
      critério de seleção, 68
      prancha, 68
      finalidade, 68
    criação de
      com o estímulo dado, 56
        critério de seleção, 56
        finalidade, 56
    identificação de, 79
      critério de seleção, 79
      pranchas, 79
      finalidade, 79
Frases complexas
  imagens com
    designação com, 39
      critério de seleção, 39
      pranchas, 39
      finalidade, 39
Frases curtas e simples
  repetição de, 61
    critério de seleção, 61
    finalidade, 61
Frases escritas
  completar, 76
    critério de seleção, 76
    prancha, 76
    finalidade, 76
  criação de, 87
    critério de seleção, 87
    finalidade, 87
Frases longas e complexas
  repetição de, 62
    critério de seleção, 62
    finalidade, 62
Frases simples
  imagens com
    designação de, 38
      critério de seleção, 38
      pranchas, 38
      finalidade, 38
Frases-texto
  ditado de, 71
    critério de seleção, 71
    finalidade, 71
    leitura de, 67
      critério de seleção, 67
      prancha, 67
      finalidade, 67

## H
História
  compreensão de, 46

## I
Imagens
  denominação de, 50
    critério de seleção, 50
    pranchas, 50
    finalidade, 50
  descrição de, 57
    critério de seleção, 57
    prancha, 57
    finalidade, 57
*Input*, 10

## L
Leitura
  de letras
    em voz alta, 63
      critério de seleção, 63
      finalidade, 63
  de palavras, 66
    critério de seleção, 66
    prancha, 66
    finalidade, 66
  de rótulos, 64
    critério de seleção, 65
    prancha, 65
    finalidade, 65
  de sílabas em voz alta, 64
    critério de seleção, 64
    prancha, 64
    finalidade, 64
Letras
  cópia de, 67
    critério de, 67
    prancha, 67
    finalidade, 67
  ditado de, 70
    critério de seleção, 70
    finalidade, 70
  identificação de, 77
    critério de seleção, 77
    prancha, 77
    finalidade, 77
Linguagem
  afásica, 2, 25
    associativa, 36
      critério de seleção, 36
      escrita, 76
      finalidade, 36
    automática, 35
      critério de seleção, 35
      finalidade, 35
    características da, 1
    coloquial, 34
      critério de seleção, 34
      finalidade, 34
    de frases-texto, 67
      critério de seleção, 67
      finalidade, 67
    distúrbios específicos da, 27
    escrita, **17q**
      compreensão da, 3, 84
      expressão da, 4
      organização da, 4, 25
      raciocínio com a, 3
    oral
      compreensão da, 3, **17q**
      expressão da, 3, 49
      organização da, 3, 54
    retenção
      memória, 3
Linguística(s), 1
  transposições, 58

## M
Médias
  entre afásicos e normais
    comparativo das, 18-24
Memória, 42
  cópia de, 69
    critério de seleção, 69
    prancha, 69
    finalidade, 69
  e raciocínio, 47
Muma
  comunicação de, 1

## N
Nomeação
  de partes do corpo, 52
    critério de seleção, 52
    prancha, 52
    finalidade, 52
  escrita, 85
    critério de seleção, 85
    pranchas, 85

# ÍNDICE REMISSIVO

finalidade, 85
Numeração, 75
  critério de seleção, 75
  ordem, 75
  finalidade, 75
Números
  compreensão de, 81
  critério de seleção, 81
  prancha, 81
  finalidade, 81
  cópia de, 69
  critério de seleção, 69
  prancha, 69
  finalidade, 69
  denominação de, 52

## O
Ordem(ns)
  critério de seleção, 48
  escrita
    compreensão da, 84
    critério de seleção, 84
    prancha, 84
    finalidade, 84
  finalidade, 48
Organização metafórica
  capacidade de, 74
  critério de seleção, 74
  prancha, 74
  finalidade, 74
Organização sintática
  escrita, 87
  critério de seleção, 87
  prancha, 87
  finalidade, 87
*Output*, 10

## P
Palavras
  complexas
    repetição de, 60
      critério de seleção, 60
      finalidade, 60
    cópia de, 68
      critério de, 68
      prancha, 68
      finalidade, 68
    definição de, 54
      critério de seleção, 54
      finalidade, 54
    ditado de, 70
      critério de seleção, 70

finalidade, 70
identificação de, 78
  critério de seleção, 78
  pranchas, 78
  finalidade, 78
leitura de, 66
  critério de seleção, 66
  finalidade, 66
simples
  repetição de, 59
  critério de seleção, 59
  finalidade, 59
Perífrases, 7
População
  afásica, 14, 25
  distribuição da, 16
  testagem da, 15
Princípios teóricos, 1-5
Proposições orais
  escolha de, 43
  critério de seleção, 43
  finalidade, 43
Proposições visuais
  escolha de, 42
  critério de seleção, 42
  pranchas, 42
  finalidade, 42

## Q
Questionário escrito
  compreensão de, 82
  critério de seleção, 82
  prancha, 82
  finalidade, 82

## R
Raciocínio
  memória, 3, 47
Retenção, 42
Rótulos
  leitura de, 65

## S
Sílabas
  leitura de
    em voz alta, 64
Sintaxe
  organização da, 55
  critério de seleção, 55
  prancha, 55
  finalidade, 55

Síntese escrita, 88
  critério de seleção, 88
  prancha, 88
  finalidade, 88
Soletração audiográfica, 73
  critério de seleção, 73
  finalidade, 73
Soletração audiovisomotora, 73
  critério de seleção, 73
  pranchas, 73
  finalidade, 73
Soletração audiovisual, 72
  critério de seleção, 72
  prancha, 72
  finalidade, 72

## T
Teste
  da afasia, 33
    critério de seleção, 33
    finalidade, 33
  de Boston, 29
  de reabilitação, 2, 27, 29, 31, 32
    instruções para aplicar o, 89-95
      síntese dos resultados, 92
      termos abreviados, 90
    pesquisa do, 13-31
      análise, 13
      levantamento dos dados, 13
      testagem, 13
      verificação das estatísticas, 14
    pontuação do, 7-11, 29
    Rio de Janeiro, 9, 27, 31
Texto lido
  compreensão de, 83
  critério de seleção, 83
  prancha, 83
  finalidade, 83
Transposições
  linguísticas, 3

## U
Uso
  comunicação, 2

## W
Wernicke
  afasia de, 28
  compreensão de, 1